AF854926

lieben, fühlen, lachen | Maria Haag, Angelika Stoppel

Mein Wohlfühlbuch

lieben, fühlen, lachen

Niemals wird dir ein Wunsch gegeben,
ohne dass dir nicht auch
die Kraft verliehen wurde,
ihn zu verwirklichen.

(Richard Bach)

... wir widmen dieses
Wohlfühlbuch
all jenen,

die Freude und Schönheit
des Atmens und Fühlens
neu entdecken wollen.

meine persönlichen Notizen :

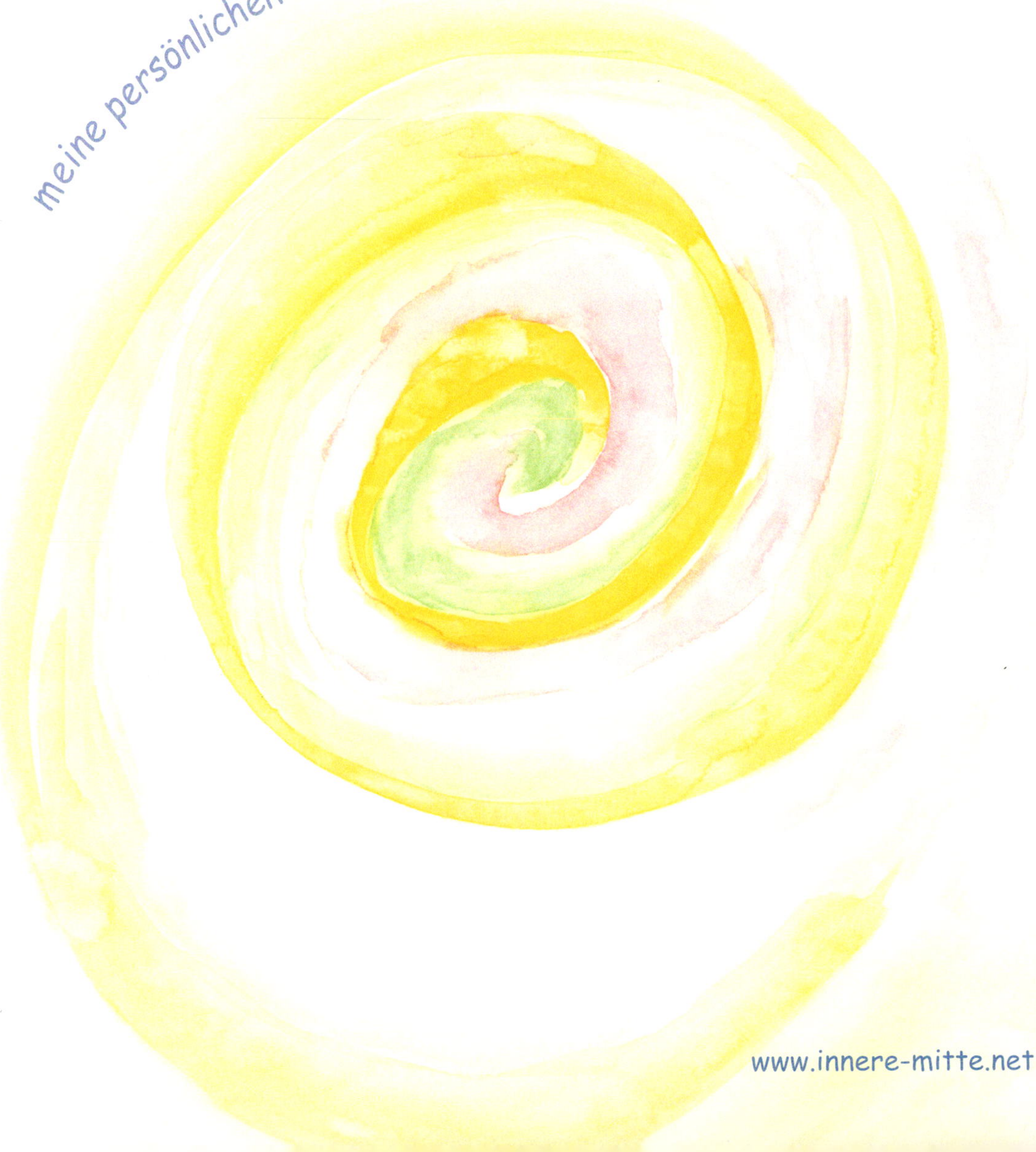

www.innere-mitte.net

Vorwort

An einem Punkt in meinem Leben, schien alles in mir zusammenzubrechen. Das Leben so anzunehmen, wie es sich in diesem Moment zeigte, schien mir nicht möglich.
Ich war in einem Gefühls-Chaos, versuchte ununterbrochen nachzudenken, wie ich aus dieser unerträglichen Situation entkommen und wen oder was ich dafür verantwortlich machen konnte.
Ich hörte zu dieser Zeit viel über "Atem-Techniken" und war fasziniert, welche Anziehung der Atem plötzlich auf mich ausübte. Zu Beginn beobachtete ich einfach nur meinen Atem und gelangte dabei immer tiefer in meinen Bauch.
Es war, als ob mein Körper in etwas Unsichtbares eingebettet ist, das unkontrollierte Bilder, Gefühle, körperliche Empfindungen, Erinnerungen usw. auslöste.
Ich entdeckte für mich das "Autogene Atmen", wodurch ich mein "Fühlen" n e u entdeckte.

Durch dieses Neu-Fühlen gelangte auf einfache Weise eine innere Zufriedenheit, Freude und Klarheit in mein Leben. Für mich habe ich das Natürlichste in meinem Leben wieder entdeckt sowie dessen Einfachheit, Schönheit und Kraft.

Maria Haag

Inhalt

meine persönlichen Notizen :

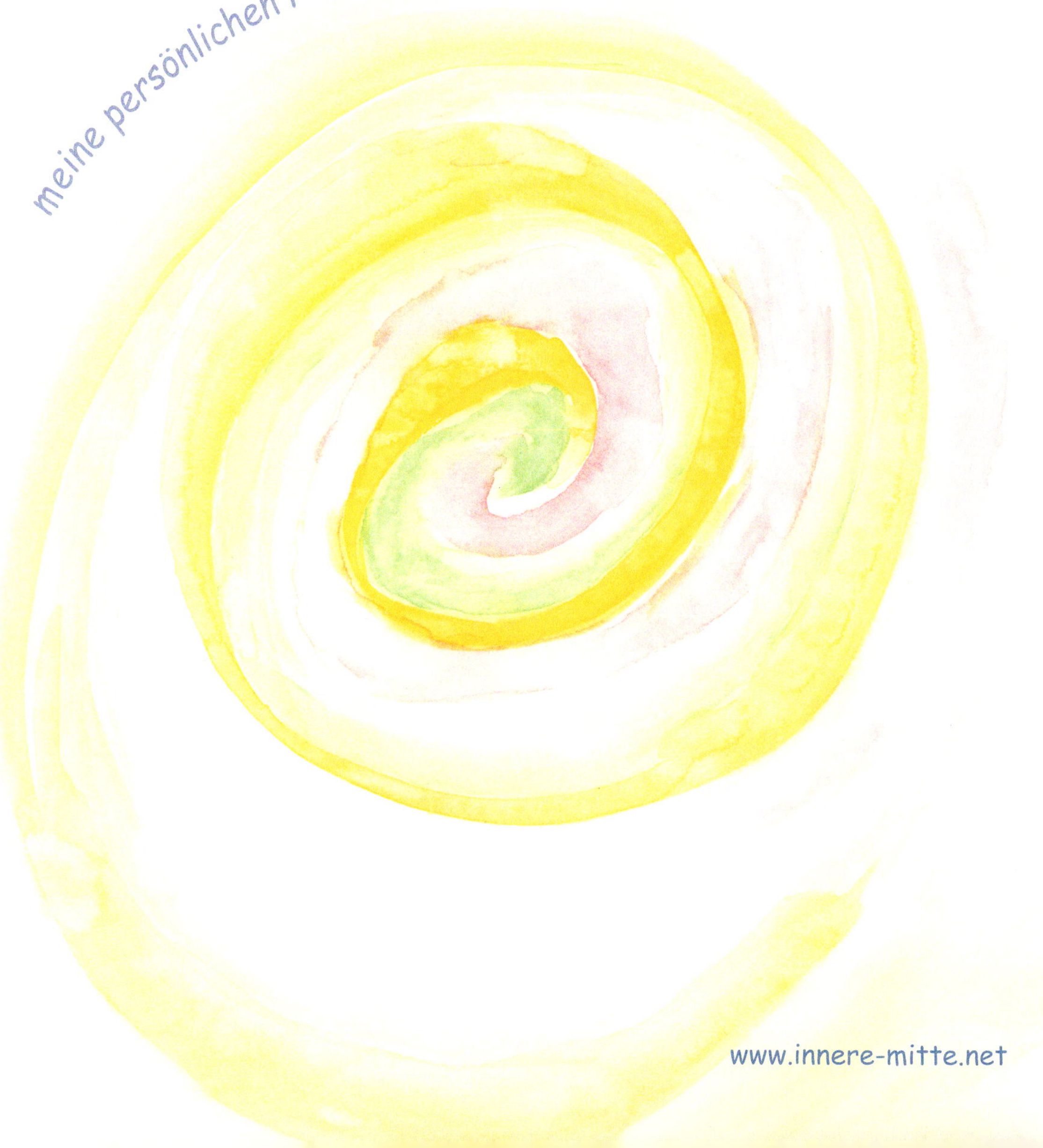

www.innere-mitte.net

1. Einleitung

ICH BIN BEREIT
Ich l e s e das Wohlfühlbuch, bevor ich die CD verwende.
Es ist eine große und spannende Herausforderung, über meinen Verstand hinauszugehen.
Ich bin weit mehr als das, was ich glaube zu sein, mehr als nur Daten und Fakten.
Das Autogene Atmen unterstützt mich auf einfachste und leichteste Art, mich über meinen Verstand hinaus zu bewegen, um meine wahre Natur erkennen, wahrnehmen und fühlen zu können. Ich tauche immer tiefer in mein neu entdecktes FÜHLEN ein.
Ich brauche keine komplizierte Technik zu erlernen, da ich Autogenes Atmen zu jeder Zeit und an jedem Ort ausüben kann. Ich habe immer a l l e s in mir.

Autogenes Atmen unterstützt mein Wohlgefühl, mit mir im Einklang zu sein. Ich werde frei von Abhängigkeiten (z.B. Menschen, Gegenständen, Orten usw.), da ich sie haben kann, aber nicht mehr brauche, um glücklich und zufrieden zu sein.

meine persönlichen Notizen :

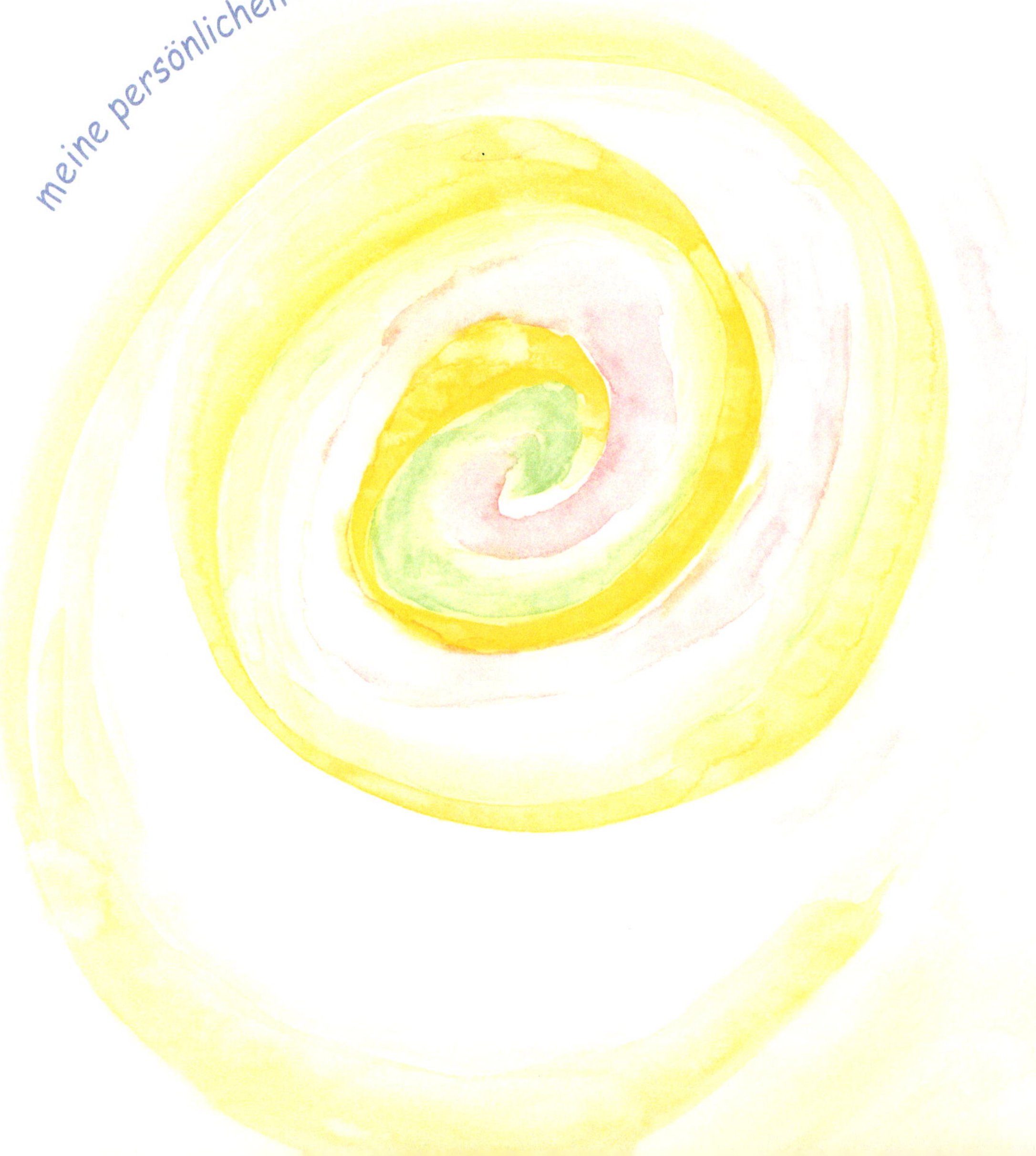

Wohlfühlbuch, welcher Nutzen?

Mit diesem Buch habe ich die Möglichkeit, eine neue Ebene des Lesens bzw. der Kommunikation zu entdecken, das so genannte NEU-FÜHLEN. Dieses neu entdeckte FÜHLEN unterstützt mich, hinderliche Dinge zu klären und mein Leben so zu gestalten, wie ich es will.
Ich bin bereit, Informationen mit meinem ganzen Wesen aufzunehmen und erfahre dadurch eine neue Ebene von mir und meinem Bewusstsein. So habe ich den Zugang zu mehr als nur zu m e i n e m Menschsein.

D.H.: ICH LESE DIESES BUCH MIT MEINEM HERZEN
OHNE JEGLICHES VOREINGENOMMENSEIN !

Ich nehme jetzt eine oder mehrere momentane Situationen wahr (z.B.: Körperliche Beschwerden, Konflikte mit Personen, Schuldgefühle, Wünsche und Träume usw.) und erkenne, was ich ändern möchte. Ich entscheide mich für e i n e dieser Situationen, indem ich kurz die Aufmerksamkeit darauf lenke, ohne Kontrolle ausüben zu wollen und ohne irgend etwas beeinflussen zu wollen.

meine persönlichen Notizen :

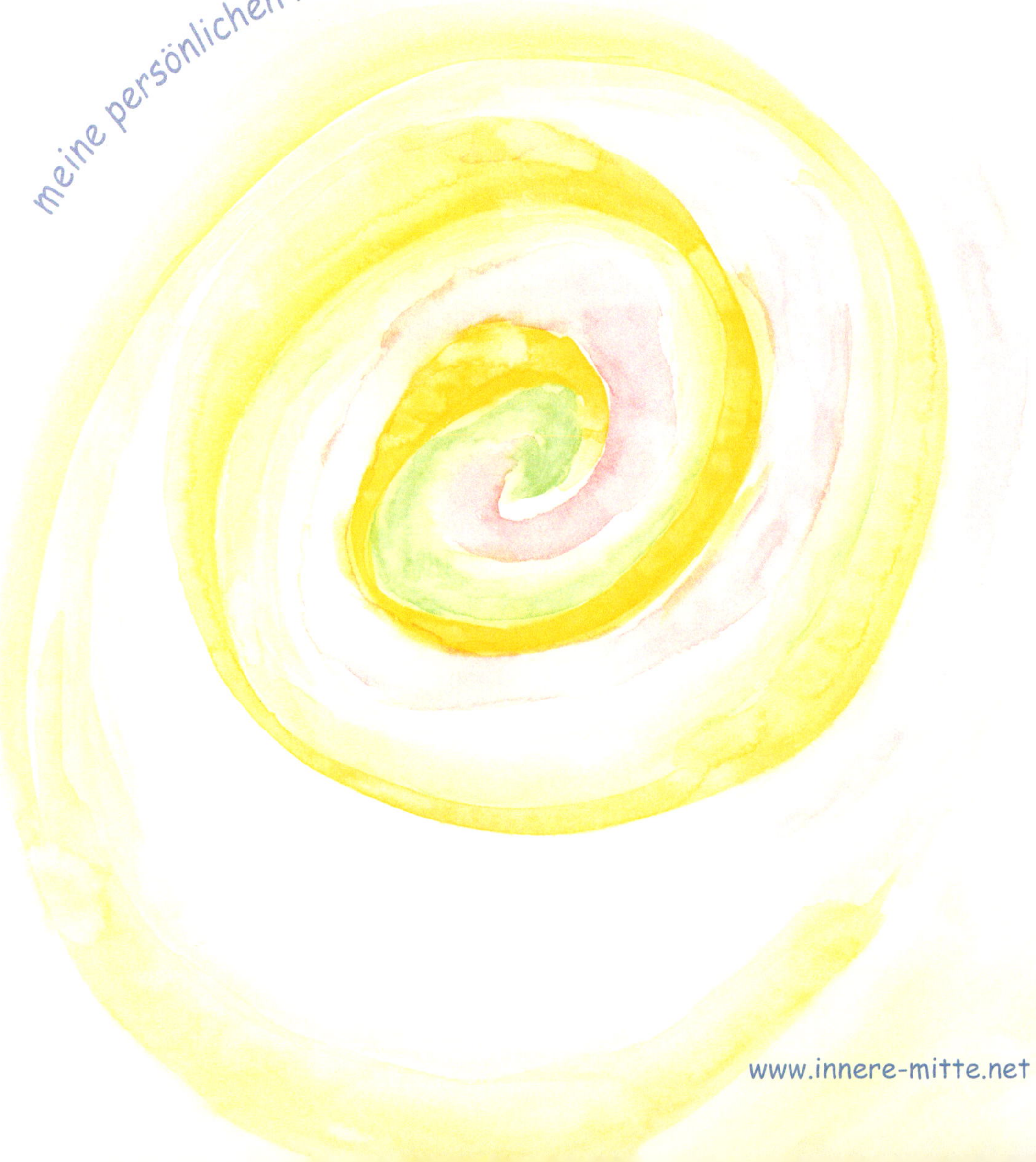

www.innere-mitte.net

Nun achte ich auf Gefühle, Gedanken und körperliche Empfindungen, ohne etwas zu tun - ich nehme alles wahr, was mir möglich ist.
Ich bin ein wertfreier, fühlender Beobachter.
Ja, ich bin mein eigener Beobachter:
Erinnerungen, Gedanken, Gefühle und Bilder, die sich wiederholen oder manchmal in ihrer Stärke so dominieren, dass sie nichts anderes mehr zulassen, sie alle nehme ich einzeln zur Hand und umarme sie.
Ich stelle mir vor, sie sind meine Kinder, die ich liebevoll in die Arme nehme und tröste.
Dadurch spüren sie meine Wärme und mein Mitgefühl, sie verlieren ihre hemmende Wirkung, treten in den Hintergrund und schaffen dadurch Platz für Neues. So benutze ich bereits mein FÜHLEN und lenke automatisch meine Aufmerksamkeit auf Gefühle, die mich dabei unterstützen, unangenehme Situationen und Erfahrungen einfach und leicht wieder ins Gleichgewicht zu bringen, damit sie mich weder bewusst noch unbewusst behindern.

So habe ich ein neues, handliches Werkzeug zur Verfügung, nicht nur beim Autogenen Atmen sondern für a l l e Lebenssituationen.

meine persönlichen Notizen :

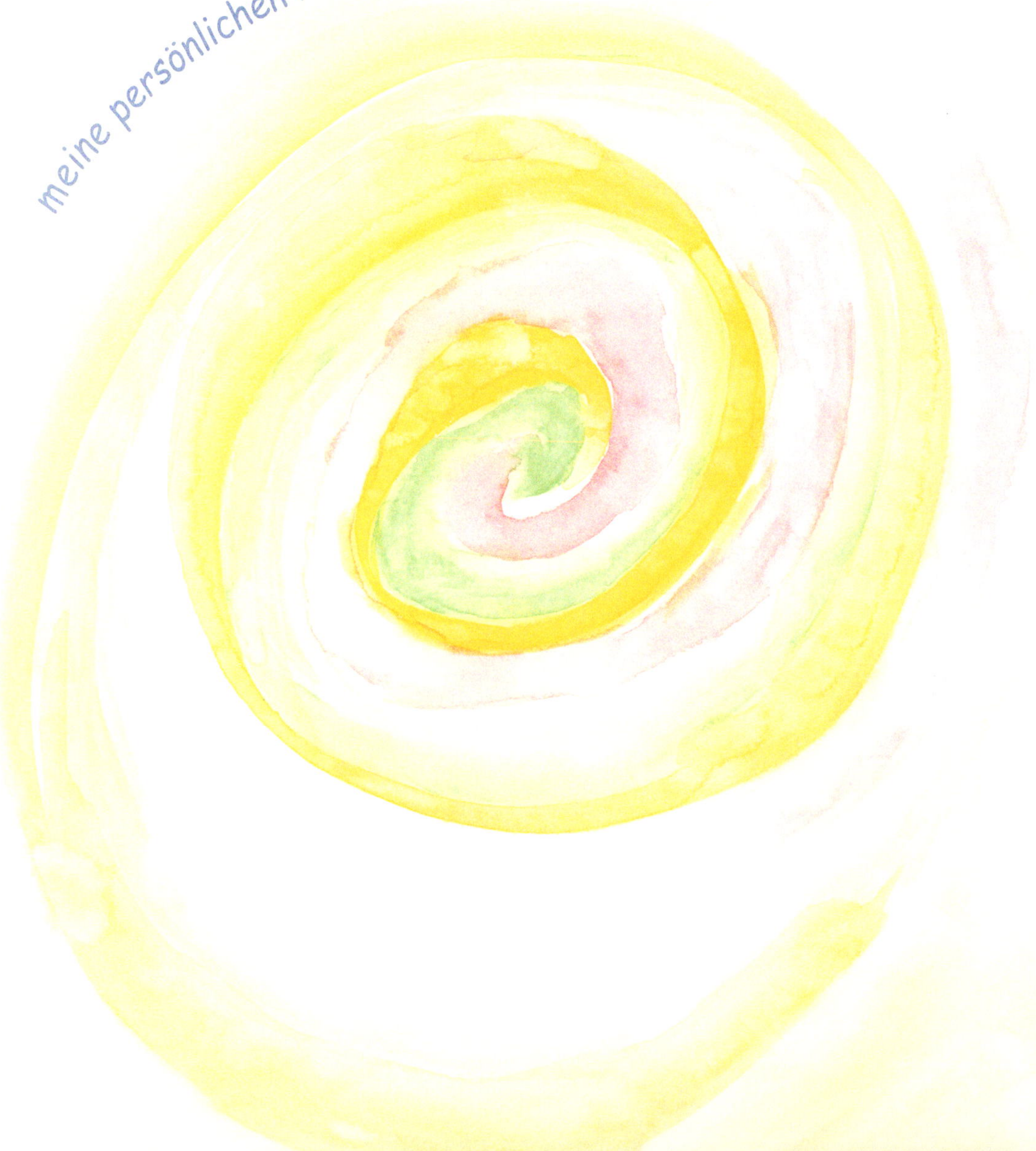

2. Eigenverantwortung

Erst wenn ich erkenne und akzeptiere,
dass mein Leben in m e i n e r Verantwortung liegt
- n i c h t bei meinem Partner, n i c h t bei meiner Arbeitsstelle, auch n i c h t in Gottes Händen und seiner Verantwortung, sondern rein in mir selbst, erst dann habe ich die ganze Eigenverantwortung für mein Leben übernommen. Das bedeutet, dass ich sowohl für meinen Erfolg als auch für meinen Misserfolg verantwortlich bin.
Meine Eigenverantwortung führt mich zu meiner wahren Kraft, die ich nun nutze, mein Leben selbst zu gestalten.

Neben der Eigenverantwortung ist die Wahlmöglichkeit, ein wichtiger Aspekt, mein Leben selbst zu gestalten.
Durch das W ä h l e n richte ich meine Aufmerksamkeit oder mein Augenmerk bereits in Richtung G e s t a l t e n .

Je tiefer ich in meine Gefühle eintauche, desto klarer zeigt sich, was ich w i r k l i c h will. Mein tiefstes innerstes Gefühl, meine Passion, lässt mich immer die richtige Wahl treffen.

meine persönlichen Notizen :

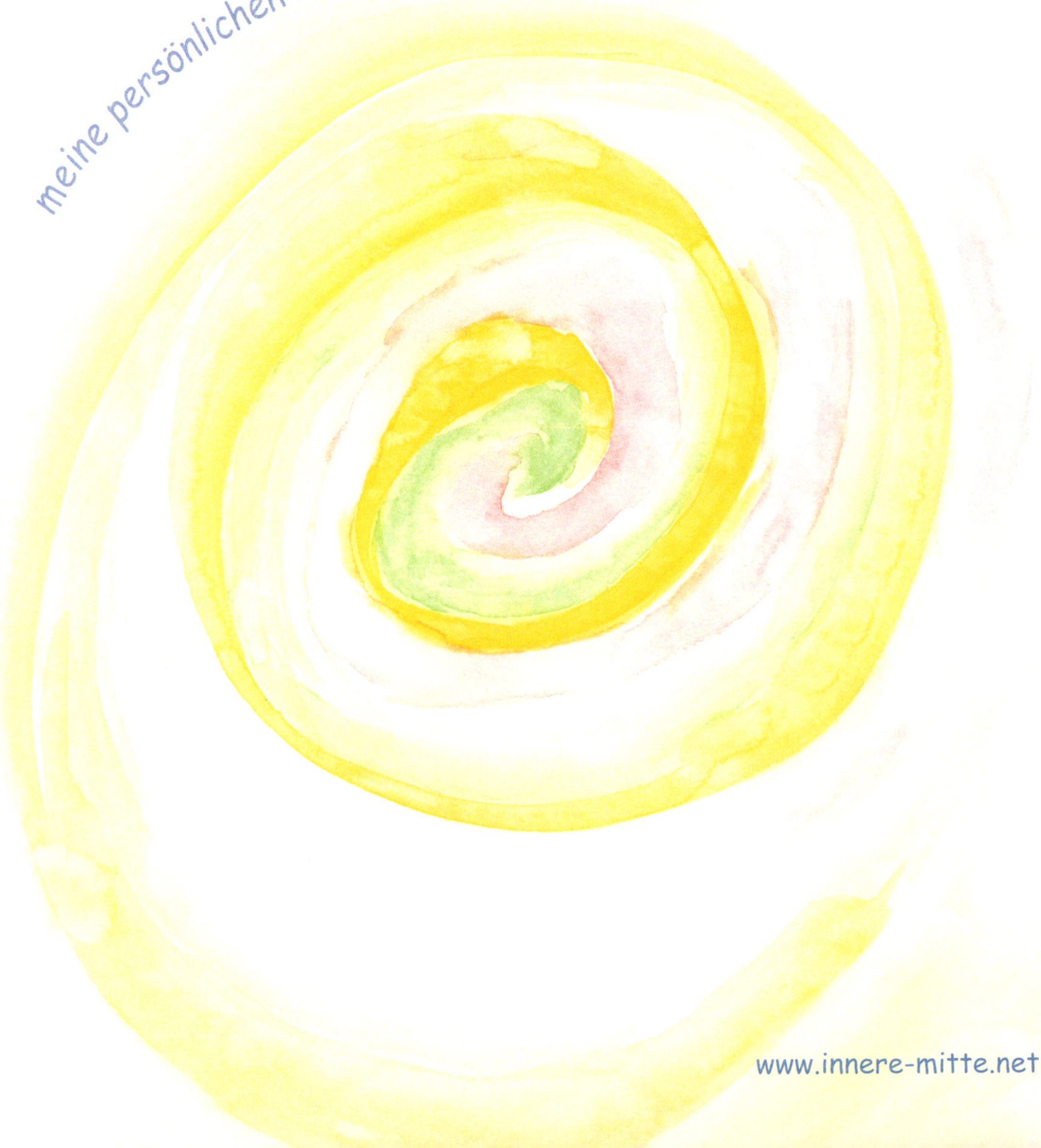

www.innere-mitte.net

Meistens weiß ich nur, was ich nicht will.
Es ist aber wichtig zu wissen, was ich will.
Denn wo meine Aufmerksamkeit hingeht, da fließt auch meine Energie hin. Das bedeutet: Schenke ich dem, was ich nicht möchte, vermehrt meine Aufmerksamkeit, so wird auch dies in mein Leben kommen.

WENN ICH NOCH NICHT WEISS, WAS ICH WILL,
WÄRE DIE WAHL - FREUDE UND LEICHTIGKEIT -
FÜR MICH UND MEINE SITUATION, FÜR MEIN LEBEN
EIN NEUER ANFANG.

Wenn ich eine Wahl treffe, achte ich vermehrt auf die Gefühle, die mich beeinflussen. Damit erkenne ich, wieso manche Dinge so sind, wie sie sind.
Oft sind Situationen in meinem Leben nicht so, wie ich sie gerne hätte, weil ich meine Wahl aus einem Gefühl der Angst (Verletztheit) oder aus Verlangen (Mangel) treffe.

Meine Aufmerksamkeit richtet sich dann auf "Mangel" und mein Leben wird Mangel anziehen (z.B. Mangel an Glück, Gesundheit, Geld, Beziehung, Zufriedenheit usw.).

meine persönlichen Notizen :

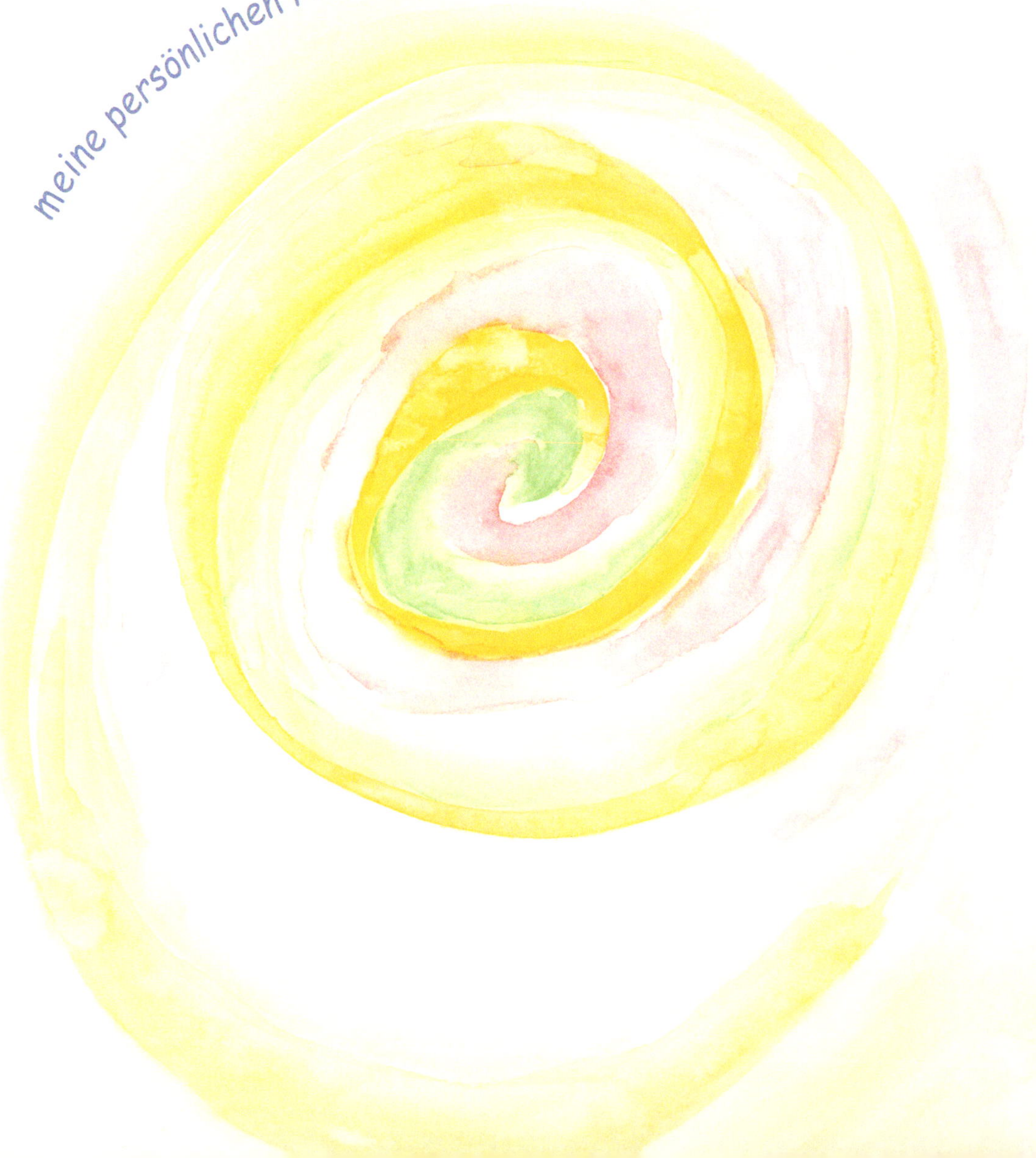

Manchmal blockieren unbewusste Strukturen (Glaubenssätze, Muster, Versprechen usw.) meine bereits getroffene Wahl.
Das Autogene Atmen hilft mir, solche Blockaden zu erkennen und diese zu löschen.

Immer wiederkehrende Gedanken zeigen mir, dass solche unbewusste Strukturen vorhanden sind. Aber ich fürchte mich nicht vor diesen Gedanken und versuche sie auch nicht zu kontrollieren. Denn ein Gedanke erhält die Kraft nur durch meinen inneren Glauben, dass er Wirklichkeit wird. Entsprechen meine Wahl und meine Gedanken auch dem, was ich wirklich fühle?

Ich wähle immer mehr aus einem Gefühl der Freude bzw. aus dem glücklich Sein heraus, diese Gefühle führen mich mehr zu dem, was ich wirklich möchte.
Dadurch komme ich in ein Stadium immer größer werdender Bewusstheit:

WER ich wirklich bin und WAS ich wirklich kann.

meine persönlichen Notizen :

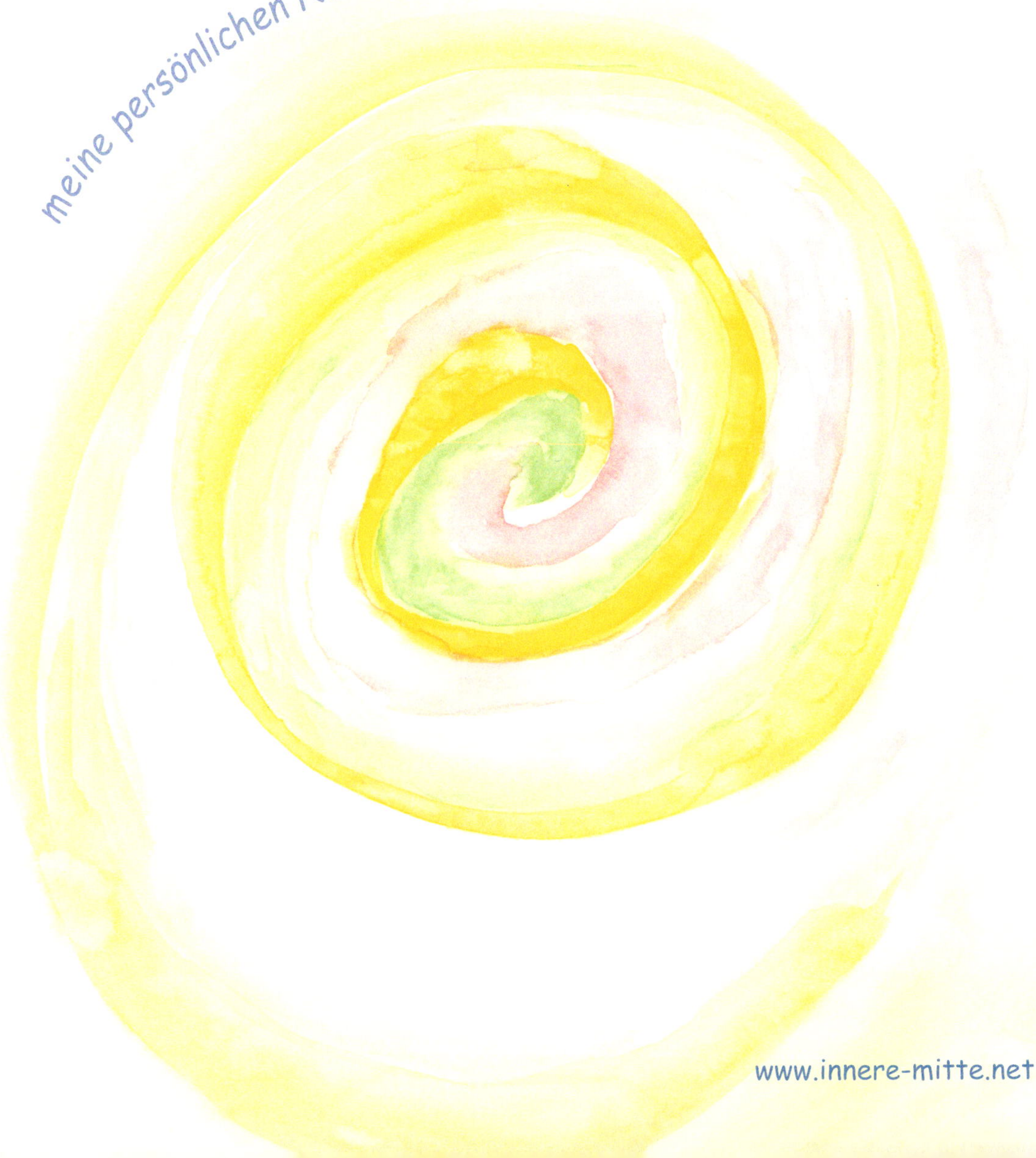

www.innere-mitte.net

3. Widerstand

Ich habe mir im Laufe der Zeit angeeignet, bestimmte Situationen und Gefühle zu vermeiden, weil ich befürchte, dass sie mich verletzen könnten. Deshalb versuche ich im Vorhinein ihnen auszuweichen. Das Ausweichen erzeugt Widerstand in mir und dieser behindert mich, dem Fluss des Lebens zu vertrauen. Wenn ich meinen Widerstand aber erkenne, kann ich ihn und das Problem, welches ich zu vermeiden versuche, einfach und leicht lösen.

Wie erkenne ich meine Widerstände? Sie äußern sich in Gefühlen wie plötzliche Müdigkeit, Fluchttendenz, Angst, Panik, sich das nicht mehr gefallen lassen zu wollen usw.
Ich lasse diese Gefühle zu und entscheide mich, sie nicht mehr zu vermeiden, was mir hilft, die blockierenden Strukturen zu lösen. So entdecke ich, wie befreiend es sein kann, meinen Widerstand zu erkennen und ihn selbst zu bewältigen. Autogenes Atmen hilft mir dabei, Widerstände leichter zu erkennen und zu lösen.
Eine"Autogene Atmerin": Beim Autogenen Atmen tauchten Themen auf, die ich verdrängt hatte. Die Gefühle, die ich

meine persönlichen Notizen :

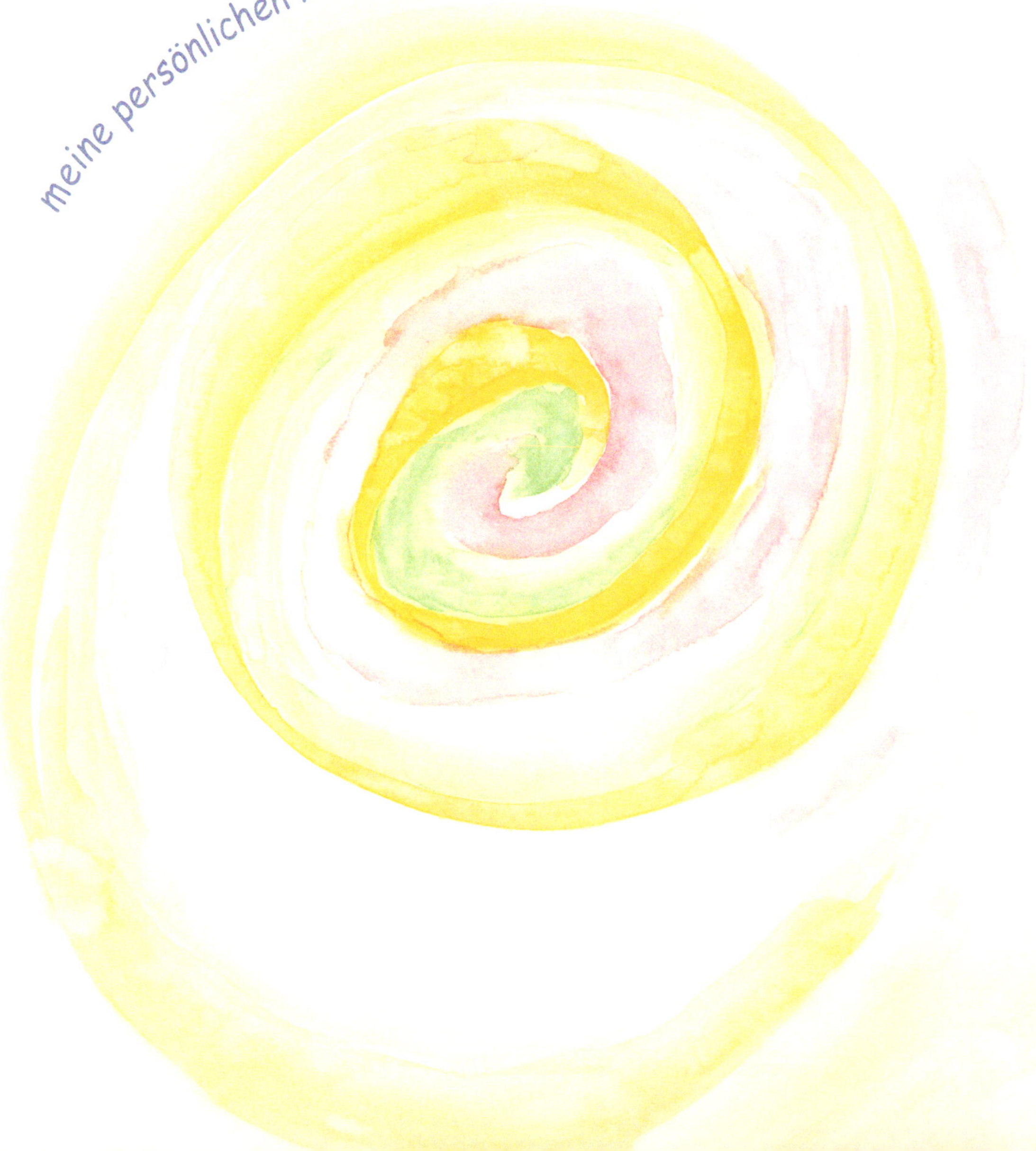

damit verband, waren so schmerzhaft, dass ich sie nie mehr fühlen wollte. Mutig nahm ich mein Thema ins Autogene Atmen mit, aber, nach einigen Minuten segelte ich einfach weg. Ich schlief beinahe ein. Ein wunderbares, wohliges Gefühl der Entspannung und Zufriedenheit (in diesem Falle eine Flucht des "Nicht-Fühlen-Wollens") setzte ein. Ich konnte mich fast nicht dagegen wehren! Das passierte mir einige Male. Erst beim Atmen in der Gruppe gelang es mir, mit meinem Bewusstsein in meinem Körper zu bleiben und dadurch auch mein Thema zu klären.
Je bewusster ich meinen Körper wahrnahm, desto öfter bemerkte ich auch, dass es gewisse Körperstellen gab, die sich mir unangenehm bemerkbar machten (Ziehen, Drücken, Verspannungsgefühl). Nicht alles ließ sich beim Autogenen Atmen wieder "beheben". Manche Stellen nahm ich tagelang immer wieder wahr, was mich oft auch nervte!
Schließlich schenkte ich ihnen auch während des Tages immer wieder meine Aufmerksamkeit und erlaubte alles auftauchen zu lassen, was ich fühlte. Dabei bemerkte ich, wie sich diese Körperstellen nach einiger Zeit von selber ausglichen.

meine persönlichen Notizen :

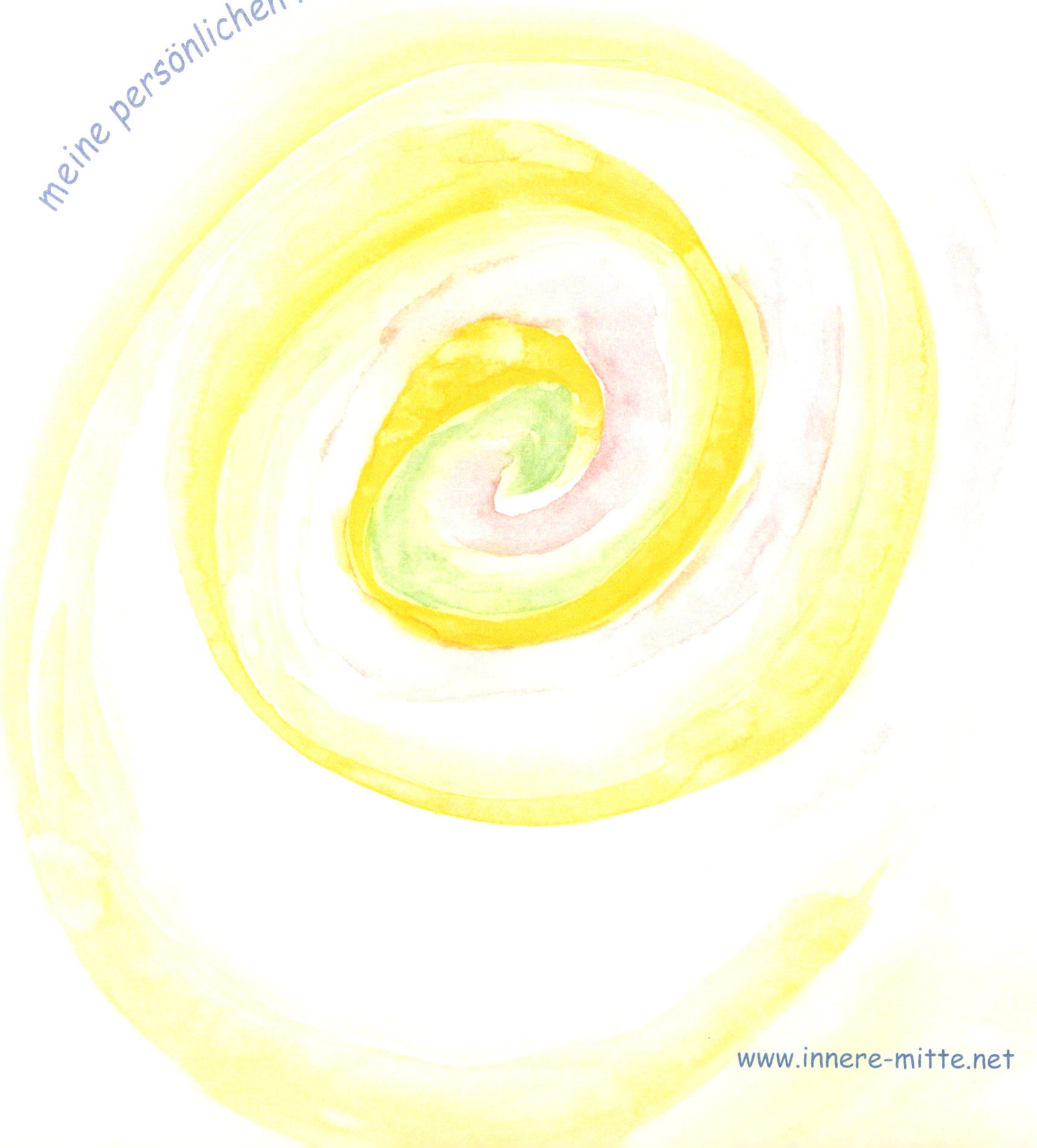

www.innere-mitte.net

Vielleicht habe ich mir als Kind einmal die Finger verbrannt. Aber verwende ich deshalb als Erwachsener kein Feuer (Herd) mehr?
Das würde bedeuten, meine Angst kontrolliert mich und schränkt mein Leben ein. Wie habe ich meine Angst vor Feuer überwunden? Indem ich mich immer wieder verbrennen musste? Als Kind sehe ich vielleicht nur, dass das Feuer (Herdplatte) mich verbrennt. Aber nicht das Feuer war an meiner schmerzlichen Erfahrung schuld, sondern die Art, wie ich damit umgegangen bin. Genauso ist es mit all meinen Ängsten. Ich fürchte mich eigentlich vor der Angst. Aber ich darf mir wieder bewusst werden, dass ich durch die bereits gemachte schmerzliche Erfahrung s c h o n gelernt habe, was möglich ist und was nicht. Oder lege ich als Erwachsener noch einmal meine Hand auf die heiße Herdplatte, damit ich spüren kann, dass dies schmerzlich ist?
Die Angst ist nicht das Monster, das ich aus ihr gemacht habe, sondern sie dient mir, Gelerntes sinnvoll zu verwenden.

ALSO: ANGST DARF SEIN. SIE UNTERSTÜTZT MICH SOGAR, DINGE OHNE SCHMERZLICHE ERFAHRUNG ZU MEISTERN.

4. Autogenes Atmen

Ziele

- Neu-Fühlen entdecken

- Bewusstsein fördern, ausdehnen (ich erfahre und verbinde mich mit neuen Seins-Ebenen)

- Bedingungslose Liebe zu mir selbst erlangen

- Wünsche und Träume verwirklichen

- Erreichen von Wohlgefühl / Zufriedenheit / Glück / Liebe

- Inneres Wachstum

- Lebensbereiche bewusst gestalten / Beziehung / Beruf / Familie / Gesundheit / Finanzielles

- Ich entdecke, wer ich wirklich bin

- Lösen von blockierenden, körperlichen, mentalen und emotionalen Strukturen

- Lösen von tief sitzenden Verspannungen, aus alten, negativen, krankmachenden Verhaltensmustern und Erfahrungen (Schocks und Traumata)

- Klären von Ängsten und Panikattacken

- Integration von Aspekten (Seelenanteilen), Aufhebung der Illusion von Trennung (Verbindung zum "Wahren Selbst")

- Ausbalancieren männlicher und weiblicher Energien

- Entkräftung von Depressionen, Burn-Outs

- Entmachtung von Aggressionen, Gewalt, Konflikten

- Lösen von Schlafstörungen

meine persönlichen Notizen:

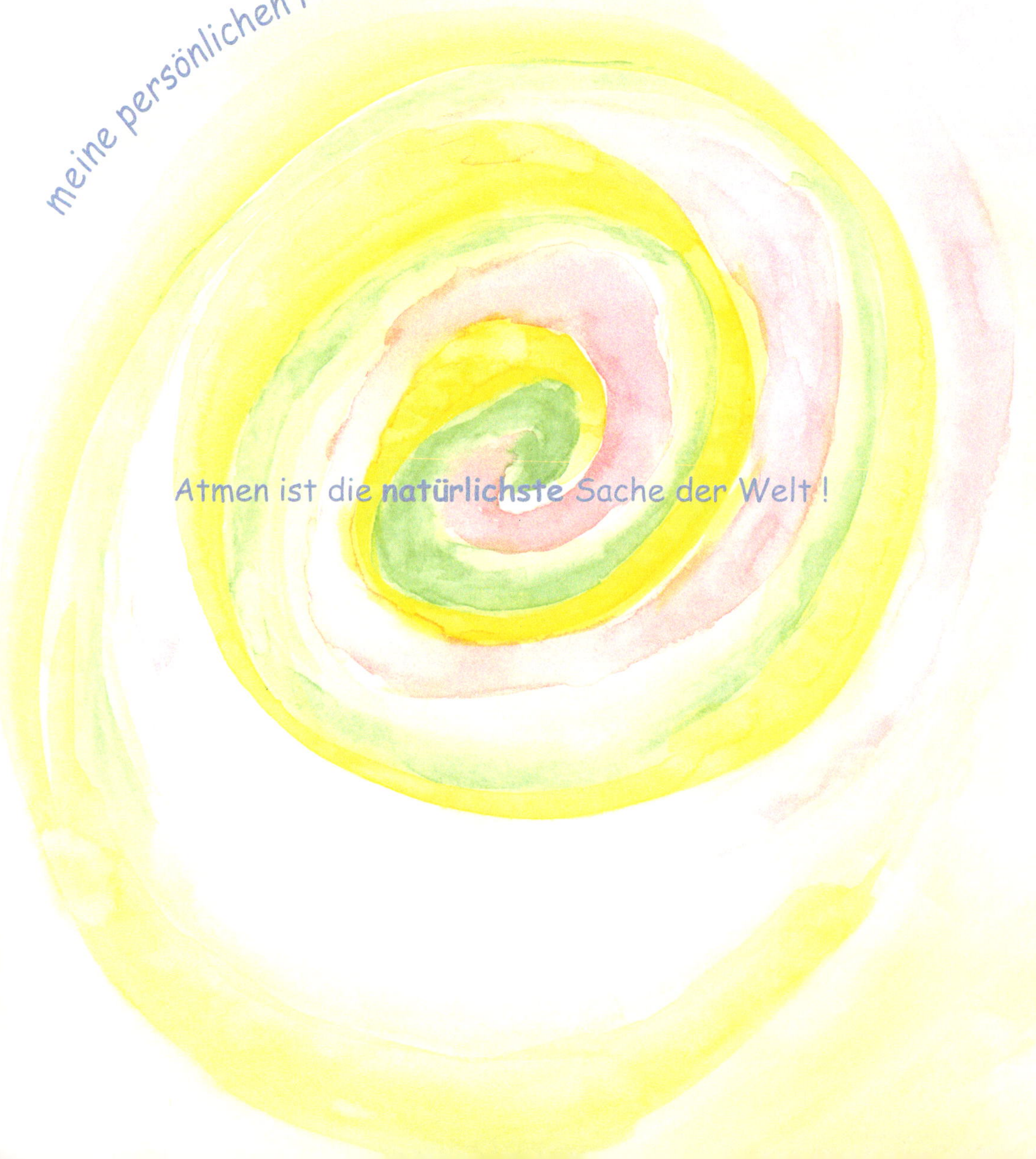

Atmen ist die **natürlichste** Sache der Welt!

Allgemeines

Atmen ist die natürlichste Sache der Welt.
Ob ich die in ihr liegende ganze Kraft und Schönheit nutze, hängt ganz von mir selbst ab.
Ich weiß, wie wichtig der Atem ist.
Ohne Atem kein Leben!

Für das Autogene Atmen brauche ich keine Technik.
Ich lasse alle Vorstellungen und Erwartungen über Atemtechniken los.
Ich vertraue auf die natürlichste Sache der Welt, das Atmen. Ich kontrolliere es nicht, ich erkenne und nutze die Einfachheit, Kraft und Schönheit des Atems und gelange in meinen individuellen Atemrhythmus.

Indem ich dem Atmen m e i n e A u f m e r k s a m k e i t schenke, wird das Atmen zum A u t o g e n e n Atmen. Tief in meinem Bauch erzeuge ich selbst (autogen) mit meinem Atmen die Verbindung zu meinem "ganzen Wesen".
Die Illusion von "Getrennt-Sein" löst sich mehr und mehr und führt mich zum "Verbunden-Sein" - zu meiner Vollkommenheit, Ganzheit.

meine persönlichen Notizen :

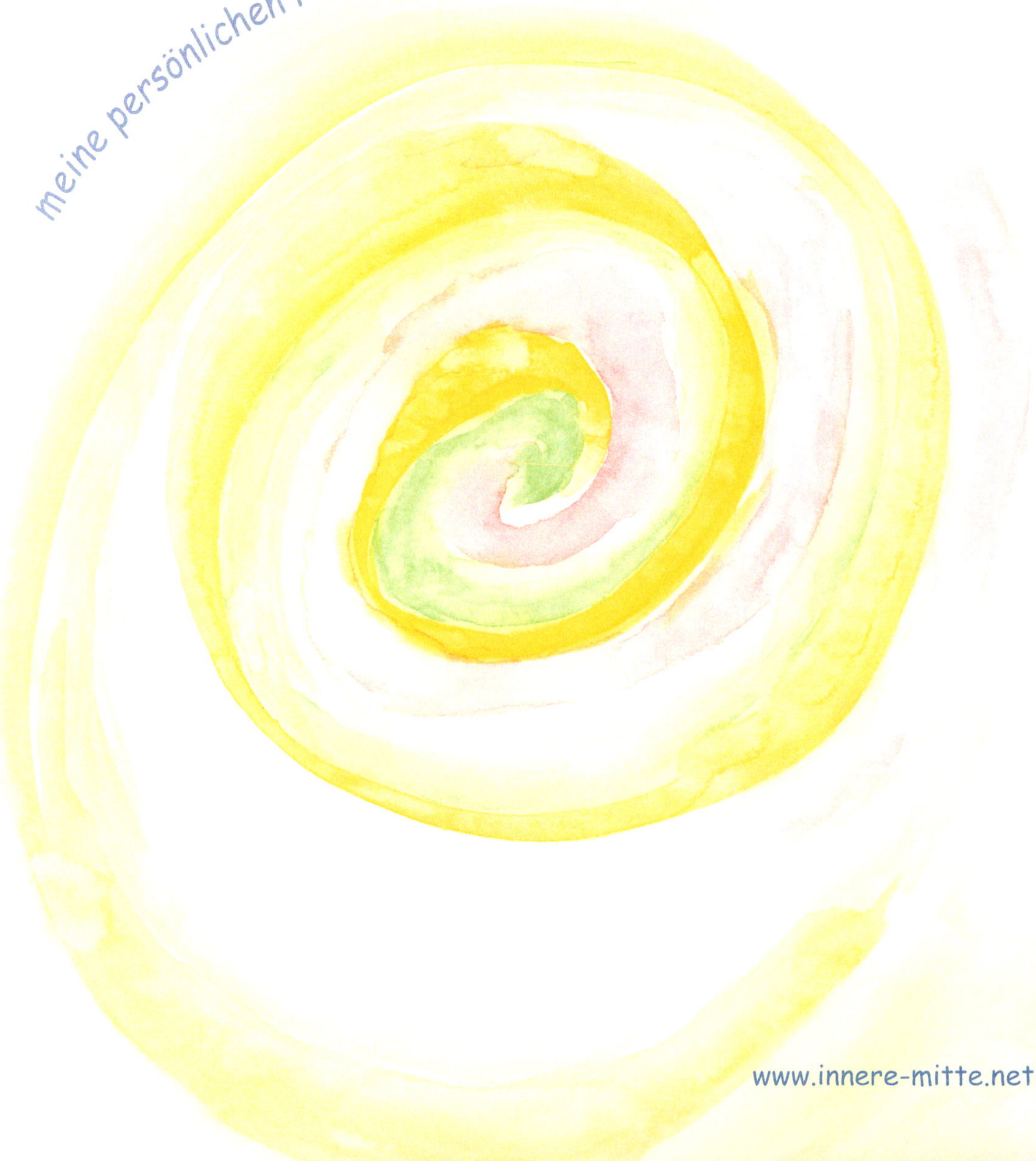

www.innere-mitte.net

Je regelmäßiger und öfter ich mir meines Atems bewusst werde, desto schneller erfahre ich auch seine Kraft und Schönheit sowie das Gefühl der Verbundenheit mit mir selber.

Indem ich meinen Atem beobachte, dehne ich meine Wahrnehmungsfähigkeiten aus und trete somit automatisch in Kontakt mit meinem ganzen Bewusstsein.
Dies bringt meine blockierten Energien wieder in Fluss.
Ich atme tief und kraftvoll - so atme ich viel Atemluft in den tiefsten Punkt meines Bauches hinein. Dort befinde ich mich in meiner "Inneren Mitte" und beginne, die ganzen Potentiale meines Atems zu nutzen.

Mit jedem bewussten Atemzug, den ich tief in den Bauch einatme, sage ich ein bedingungsloses JA zu meinem Leben, ohne Wenn und Aber.
Je klarer mein JA zu allem, was ich bin, ist, desto leichter, einfacher und freudvoller wird jeder Atemzug und somit auch mein Leben.
So bewege ich mich mit Hilfe des Autogenen Atmens gleichsam wie auf Wellen dahin reitend. Ich werde vielleicht zu Beginn manchmal von der Welle fallen, aber wissend, wie ich ganz sanft und einfach wieder auf ihr dahin gleiten und

meine persönlichen Notizen :

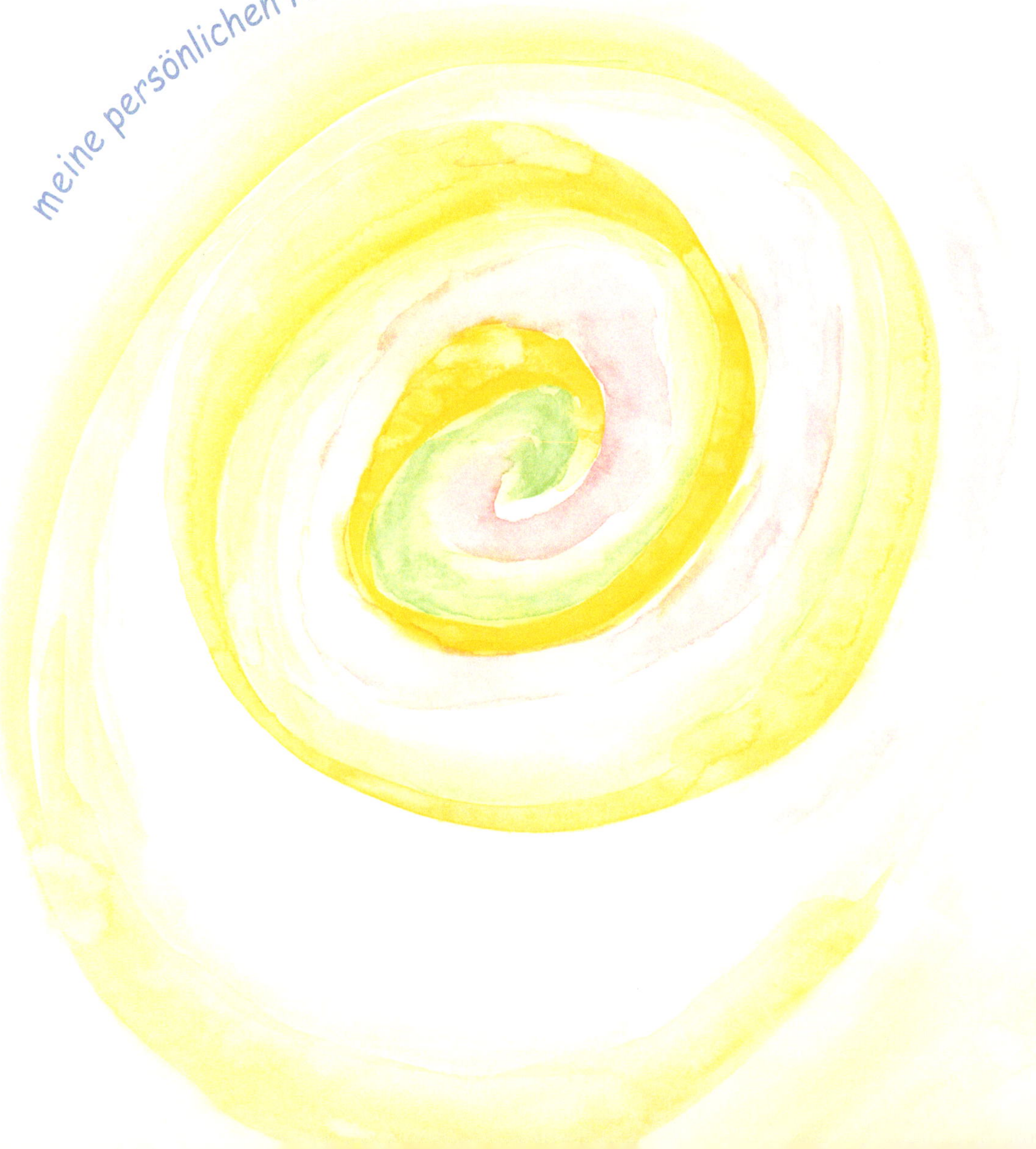

ihre Kraft nutzen kann: Indem ich meine Aufmerksamkeit in den sich hebenden und senkenden Bauch lenke.
Ich achte auch bewusst darauf, nicht gegen sie anzukämpfen.

Anwendung

Themen, die durch Autogenes Atmen nach oben kommen, wollen nicht mit mir kämpfen. Sie drängen nach Freiheit.
Sie wollen auch nicht von mir bewertet oder verurteilt werden.
Es sind "alte Geister", d.h. alte Emotionen, alte Anteile meines Selbst, die lange Zeit feststeckten. Sie möchten wieder angenommen, gesegnet und freigegeben werden.
Ich nehme sie in Liebe an, akzeptiere sie und lasse sie los.
Ich stelle mir vor, sie sind meine Kinder, die ich liebevoll umarme und tröste.
Dadurch spüren sie meine Wärme und mein Mitgefühl, sie verlieren ihre hemmende Wirkung und treten in den Hintergrund, und sie schaffen Platz für Neues.

Hingabe unterstützt mich bei all diesen Prozessen. Hingabe bedeutet, ich akzeptiere mein Problem bzw. meine Situation, ohne sie zu beurteilen oder zu bewerten.

meine persönlichen Notizen :

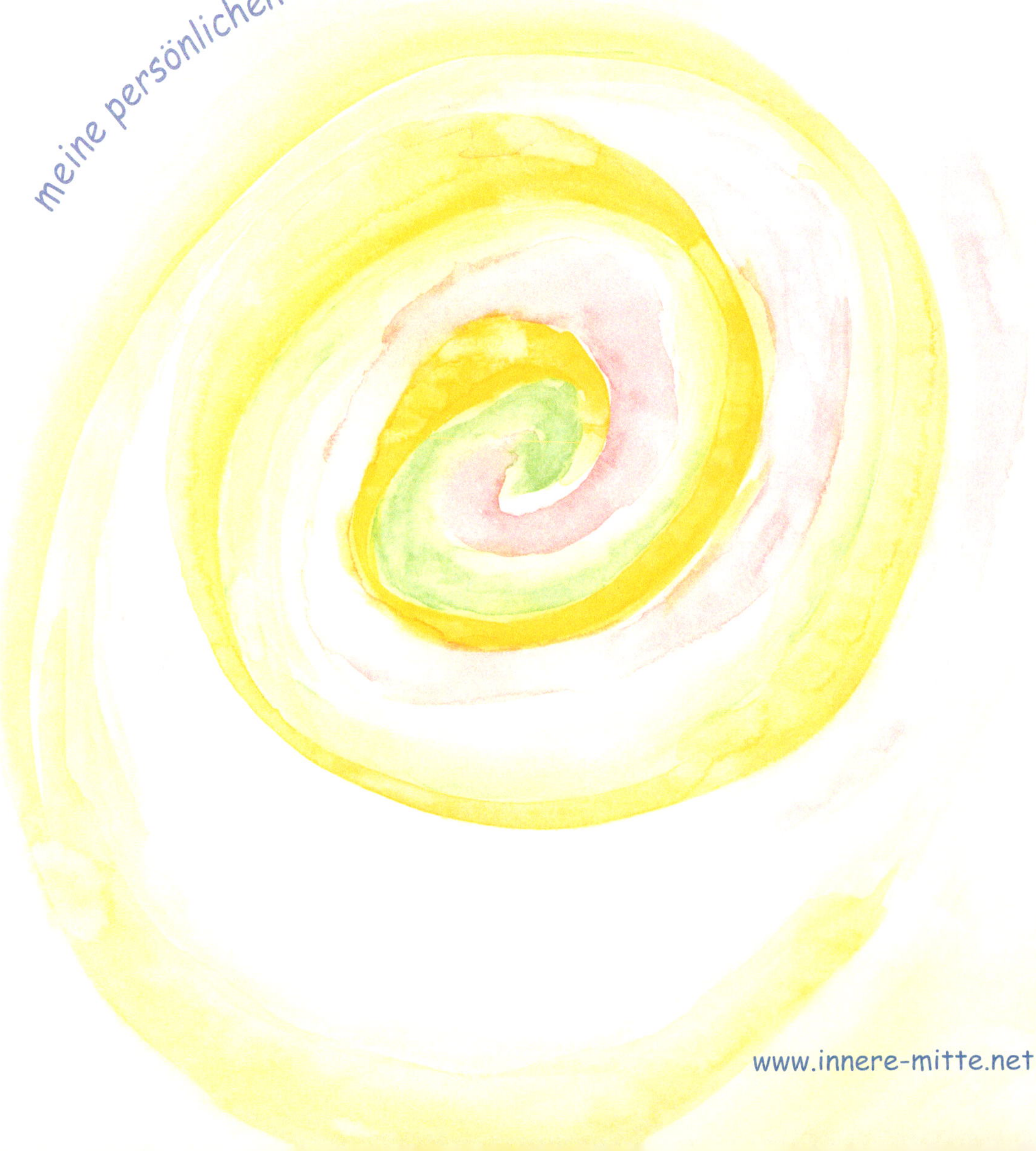

www.innere-mitte.net

ICH LASSE VERÄNDERUNGEN ZU. ICH WÜNSCHE VERÄNDERUNGEN.

Diese Veränderung wird in k e i n e r Weise von meinem Verstand beeinflusst. Auch wenn er sich dagegen wehrt, die Entscheidung für die Veränderung ist wichtig und richtig. Ich habe den Mut und vertraue.

Ich lasse zu, was auftaucht, ohne es zu hinterfragen, analysieren, bewerten oder zu verstehen.
Wenn ich mit dem Auto fahre, kümmere ich mich nicht um die Funktionsweise des Motors. Nur die angenehme Fortbewegung ist mir wichtig. Die Abläufe des Fahrens sind automatisiert. Ich lenke das Auto und beobachte.

Wenn ich aber ein größeres Problem oder eine Störung am Fahrzeug habe, werde ich in eine Werkstatt fahren, wo ich entsprechende Hilfe erhalte.

Vielleicht ist es in manch einer meiner Lebenslagen sinnvoll, zu überlegen, wer oder was mir Unterstützung zur Lösung meiner Situation geben kann. Ich erlaube mir, eine gute "Werkstatt" zu finden (www.innere-mitte.net).

meine persönlichen Notizen :

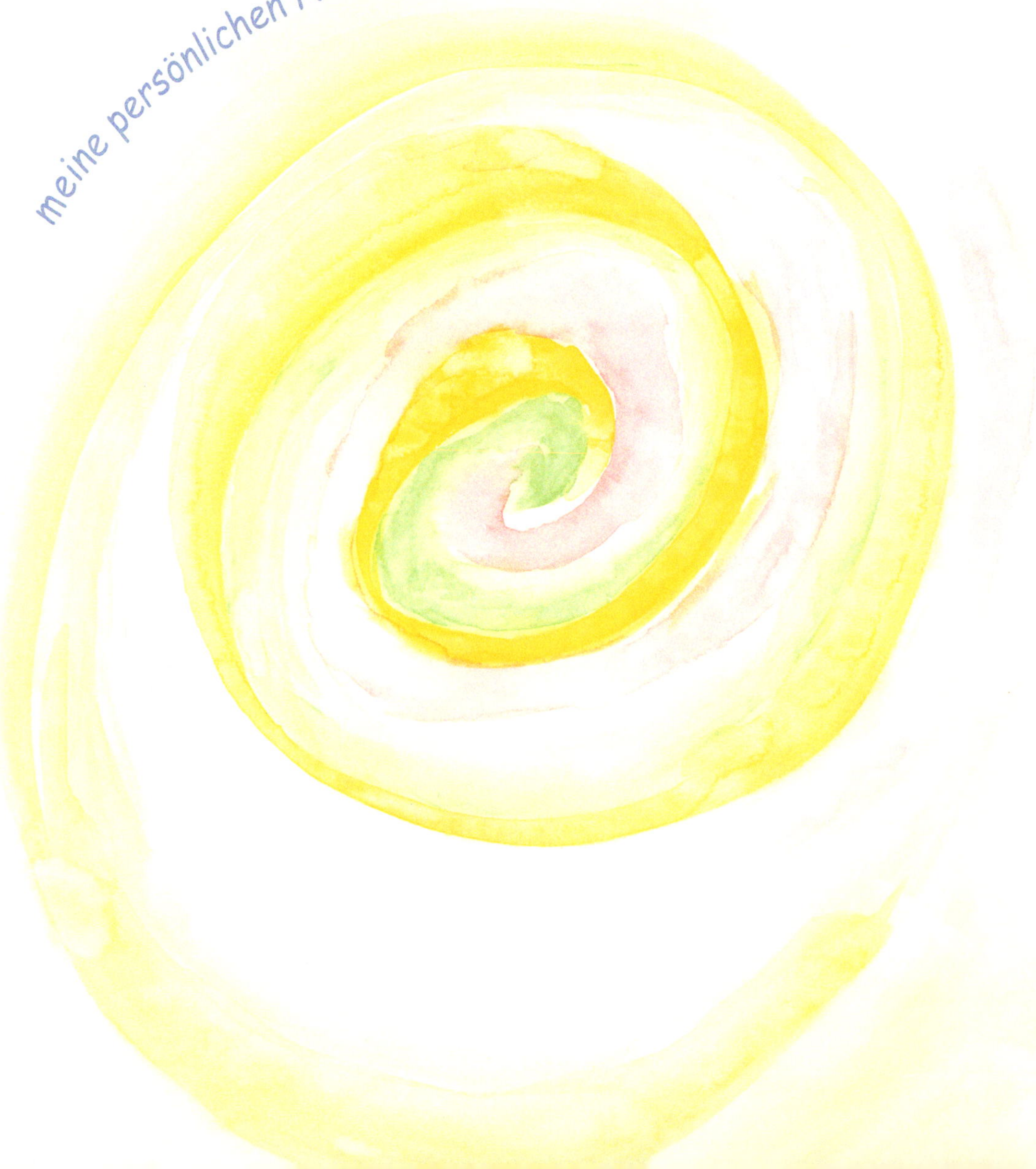

Es besteht kein Anlass, jeden Tag in die Werkstatt zu fahren. Genauso ist es nicht ratsam, nie eine Werkstätte aufzusuchen.

Autogenes Atmen unterscheidet sich vom herkömmlichen Atmen nur dadurch, dass während des Atmens meine Aufmerksamkeit tief in den Bauch gerichtet bleibt, auch wenn Gedanken, Gefühle oder Bilder auftauchen. Dadurch dehnt sich meine Wahrnehmung aus. Ich nehme einfach wahr und beobachte ohne zu analysieren und zu werten.
Ich lasse alles zu.

Atme ich bewusst, hilft es mir, auch meine Selbstliebe (bedingungslose Liebe) intensiver zu erfahren.

DIE LIEBE ZU MIR SELBST IST EINE DER GRÖSSTEN HERAUSFORDERUNGEN FÜR MEIN MENSCHSEIN.

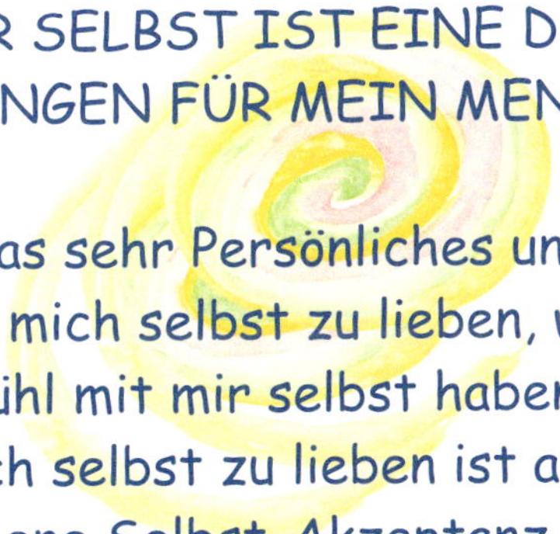

Selbstliebe ist etwas sehr Persönliches und sehr Intimes. Wie es möglich ist, mich selbst zu lieben, was das bedeutet und wie ich Mitgefühl mit mir selbst haben kann, dafür gibt es kein Rezept. Mich selbst zu lieben ist aber der Schlüssel für meine vollkommene Selbst-Akzeptanz und über diese gelange ich am schnellsten in meine innere Mitte.

meine persönlichen Notizen:

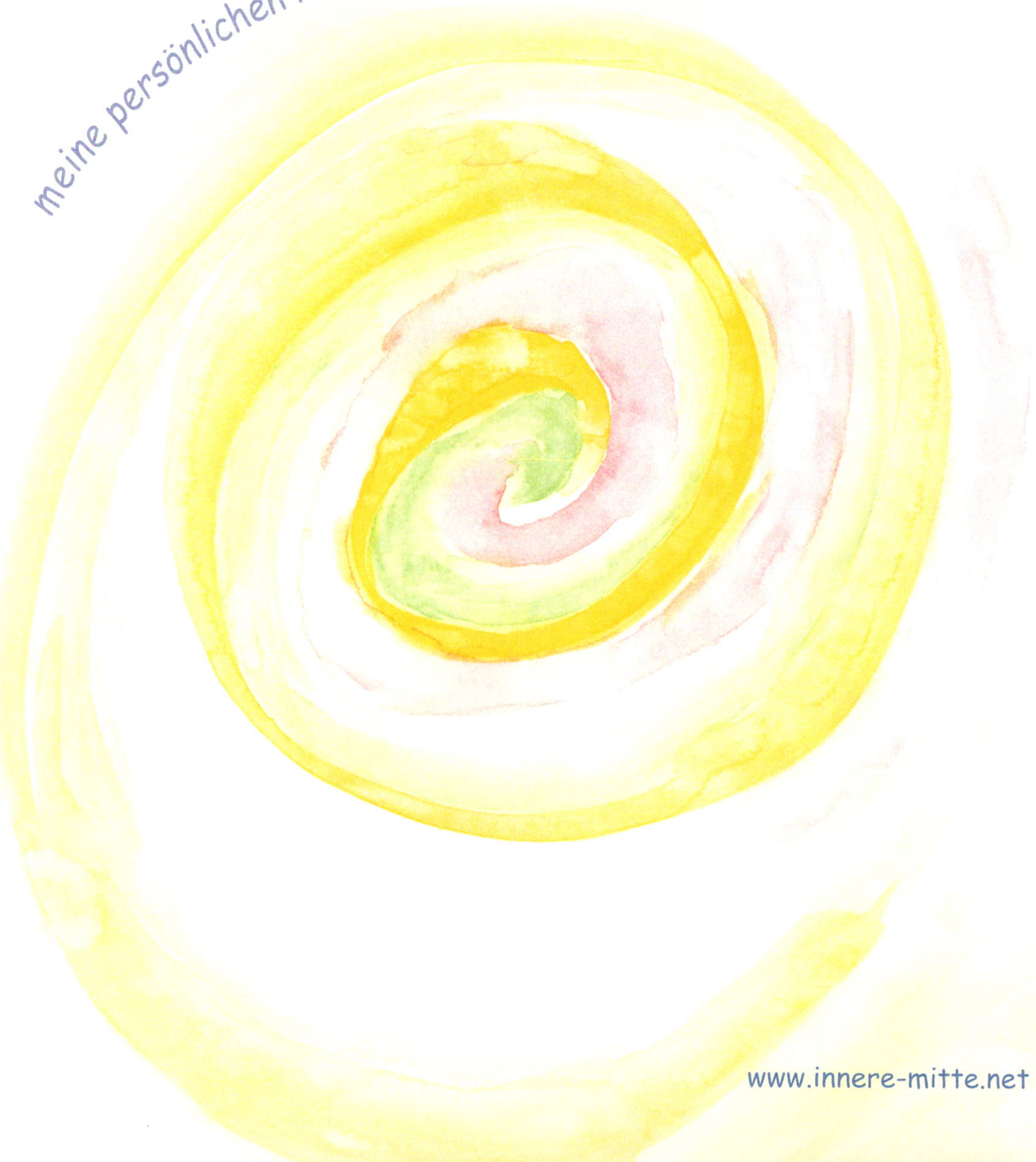

www.innere-mitte.net

Habe ich die wahre, bedingungslose Liebe zu mir selbst gefunden, so ist dies das Zeichen dafür, dass ich bei m i r angekommen bin, bei

ALLEM, WAS ICH BIN.

Bewusstsein bedeutet n i c h t Verstehen!
"Ich bin mir bewusst" heißt folglich nicht:
"Ich habe es verstanden".
Wenn ich dies beherzige, habe ich die Chance auf die Wahrnehmung von Dingen, die der Filter meines Verstandes bis dato nicht durchlassen würde.

Mein neues Bewusstsein dehnt sich aus bzw. verbindet sich in angemessenem Ausmaß mit meinem "reinsten / göttlichen" Bewusstsein, mit bedingungsloser Liebe zu mir selbst.
Dinge klären und lösen sich, ohne dass ich verstehen muss, wie oder warum.

Ich vertraue mir, dass genau das Beste für mich eintritt.

Ein Schauspieler hat Spaß, viele verschiedene, abwechslungsreiche Rollen zu spielen. Wie langweilig wäre es, wenn er immer nur die selbe Rolle spielte, z.B. die des Gewinners.

meine persönlichen Notizen :

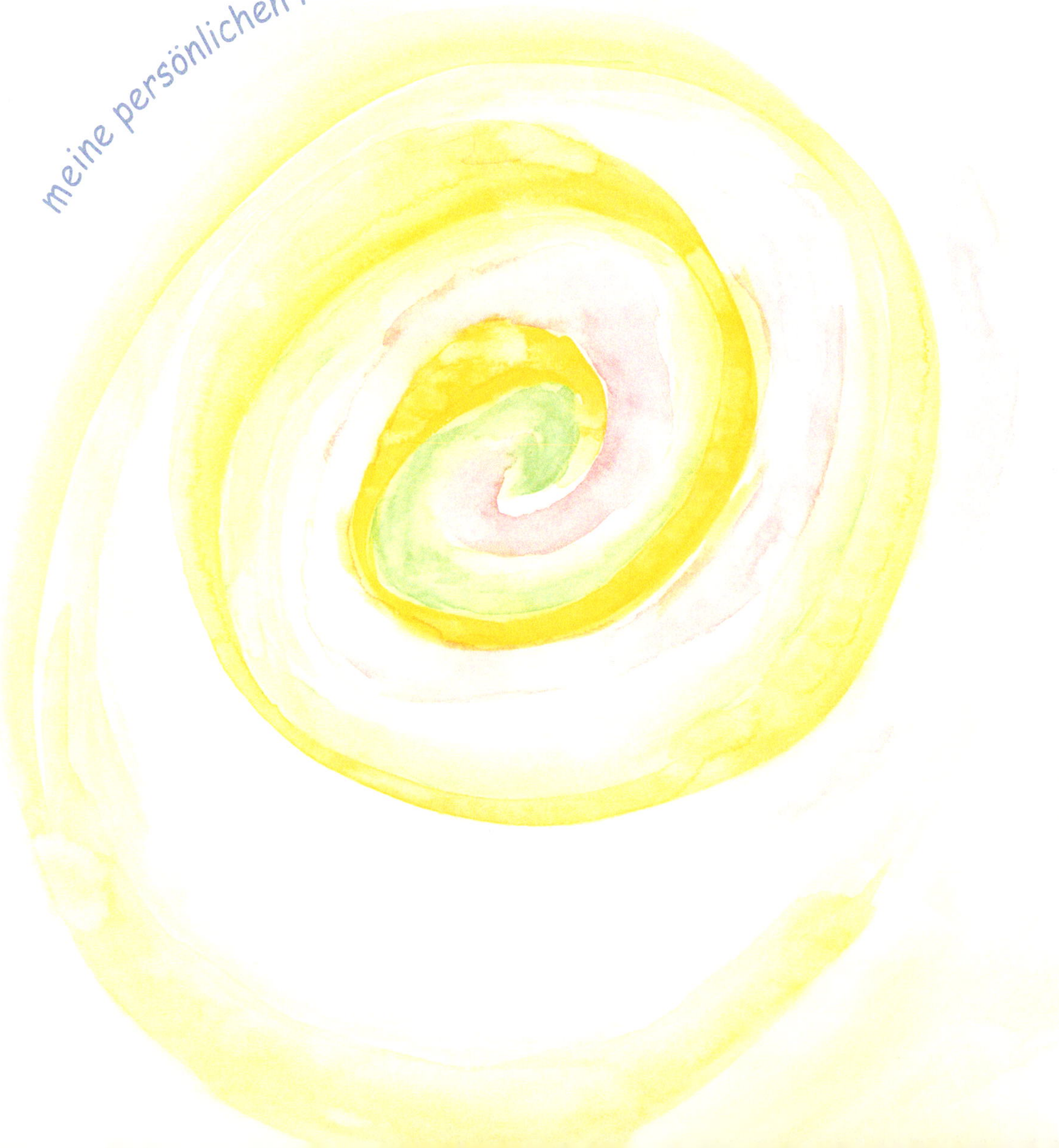

In meinem Leben bin ich (d.h. meine Seele) ein wunderbarer Schauspieler und habe Spaß an meinen Rollen. Ich drücke mich auch nicht vor unangenehmen Rollen, bestätigen sie mir doch mein wahres Können.

Ich e r i n n e r e mich aber, dass ich die Wahl habe, jede Rolle weiterhin zu spielen oder nicht.

Ich erlaube mir, all meine Zweifel loszulassen und Vergangenes ganz zu akzeptieren!
Denn ich weiß, ich habe immer MEIN BESTES gegeben und deshalb nie wirklich etwas falsch gemacht.
Ich habe mir nur erlaubt, Erfahrungen zu sammeln.

Mein Autogenes E i n a t m e n ist das Zeichen:
ICH BIN BEREIT UND LASSE ZU, WER ICH WIRKLICH BIN.

Mein Autogenes A u s a t m e n ist das Zeichen:
ICH ERLAUBE MIR, ALLES LOSZULASSEN, WAS MICH HINDERT ZU ERFAHREN, DASS ICH IMMER SCHON VOLLKOMMEN WAR U N D NOCH BIN.

meine persönlichen Notizen :

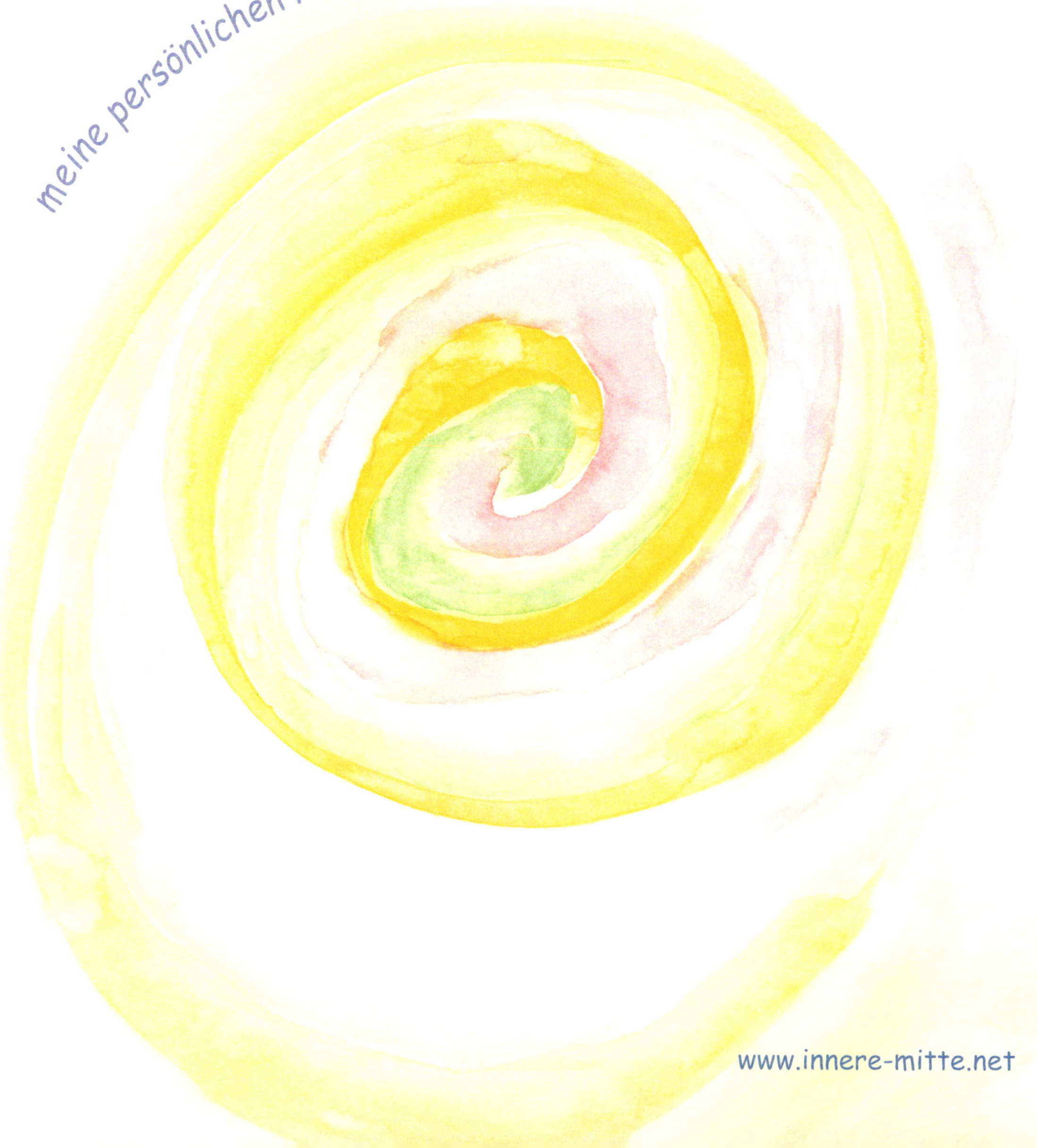

www.innere-mitte.net

Atmen in der Gruppe

Atme ich in der Gruppe, erlebe ich ungeahnte Überraschungen, denn im Zusammenwirken der Beteiligten erfahre ich stärkere Unterstützung als im Alleingang. Durch die Bereicherung des Bewusstseins der Gruppe fühle ich, dass emotionale Prozesse für mich einfacher und leichter werden, und auch das Verwirklichen meiner Wünsche geht leichter von der Hand. Die Kräfte jedes einzelnen in der Gruppe wachsen überproportional.

Mit dem einfachen Werkzeug meines Autogenen Atems kann ich in meinem Leben sehr viel bewirken. Ich nutze diese Möglichkeit und erfahre, was ich damit alles bewegen kann. Ich mache es zu einer täglichen Handlung (wie etwa Zähneputzen).

SCHON EIN PAAR BEWUSSTE BAUCHATEMZÜGE WÄHREND DES TAGES BRINGEN BLOCKIERTE ENERGIEN INS FLIESSEN.

meine persönlichen Notizen :

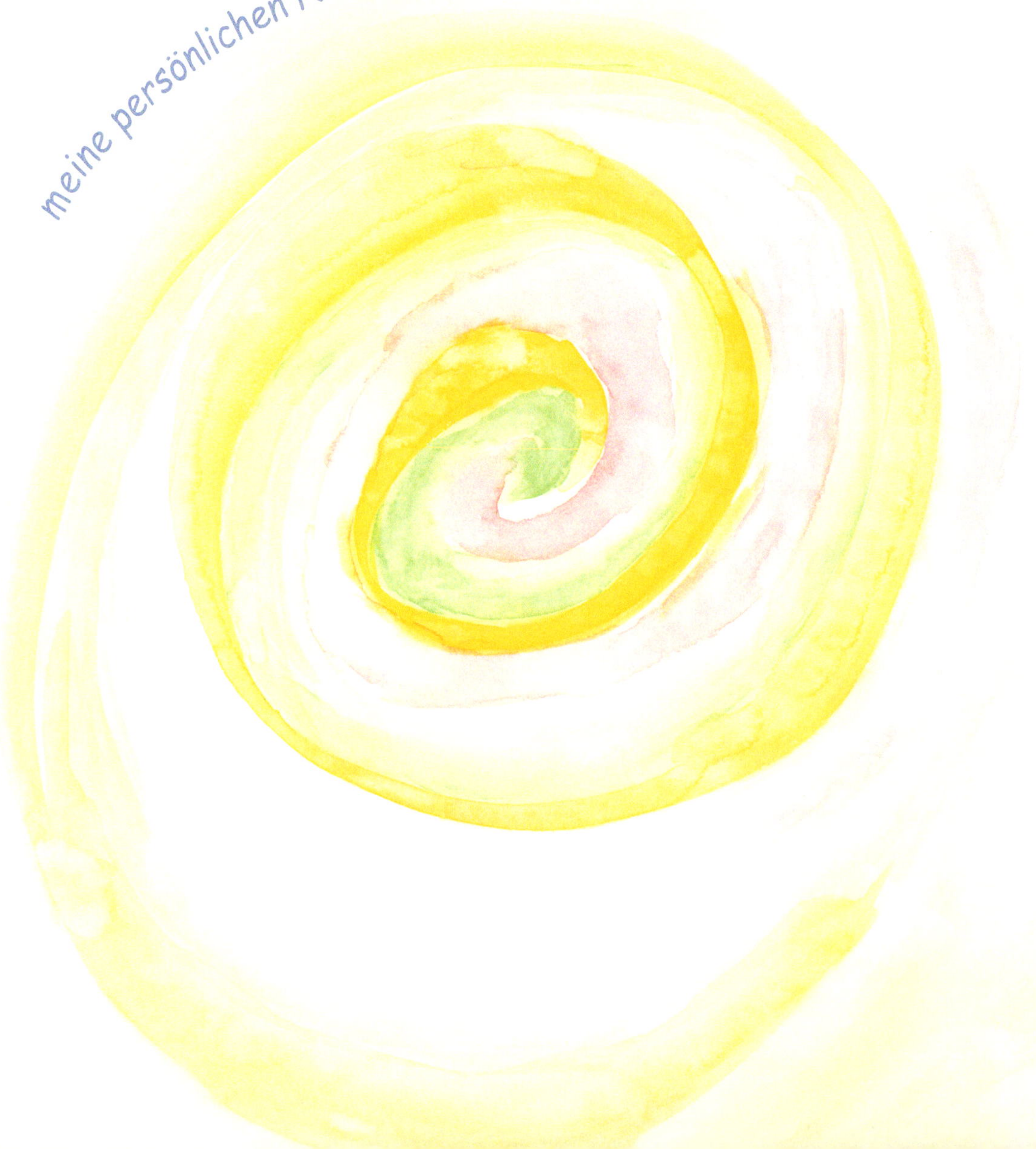

5. Neu-Fühlen

Ich verwende das Wort " N e u - F ü h l e n ", damit ich mich ohne Vorstellungen und Erwartungen der natürlichsten und universellsten Form von Kommunikation auf einfache Weise öffnen kann.

Wenn ich d e n k e, betrachtet mein Verstand die Welt
im AUSSEN.
Wenn ich f ü h l e, beobachte ich mich selbst
im INNEN.
Und dies führt mich auch an den Grund, die Ebene des ureigensten Fühlens: das "Neu-Fühlen", eine nonverbale Kommunikation, mit der ich mit allen Wesen kommuniziere, mit Tieren, Pflanzen, Energiewesen, Seelen und auch mit meinem Körper.

Das bedeutet, ich muss nicht mühevoll mehrere Sprachen lernen, damit ich mit ALLEN und ALLEM kommunizieren kann. Ich begebe mich einfach auf die Ebene in mir, auf der wir alle dieselbe Sprache "sprechen" und verstehen.

meine persönlichen Notizen :

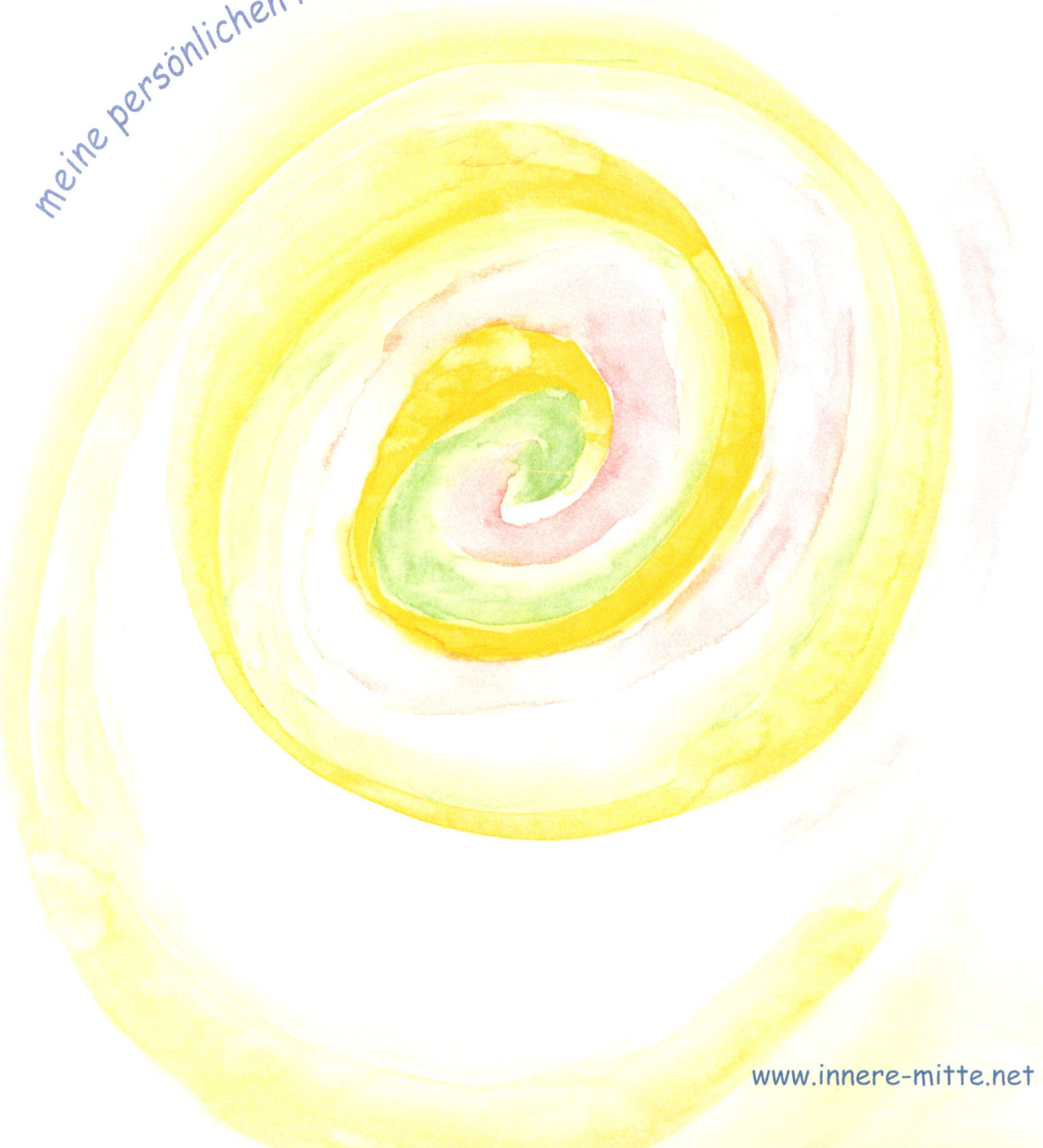

www.innere-mitte.net

Beim Erlernen einer neuen Sprache übersetze ich anfänglich Wörter und Sätze. Später verstehe ich deren Bedeutung ohne wörtliche Übersetzung.

Ähnlich verhält es sich mit dem Neu-Fühlen.
Ich fühle, indem ich meinen Körper bzw. gewisse Körperstellen spüre. Aber auch Gefühle, Gedanken, Bilder, Wörter oder ähnliches wahrzunehmen, gehört zum NEU-FÜHLEN. Indem ich meine Aufmerksamkeit in Richtung "Neu-Fühlen" lenke, trete ich bewusst in Verbindung mit meiner wahren Natur.
Dadurch werden Illusionen (Erwartungen, Glaubenssätze, Muster...) aufgelöst, die mir hinderlich sind. Jetzt kann ich erkennen was "meine wahre Natur" bedeutet:
NUR ICH BIN DER SCHÖPFER MEINES LEBENS.

Vergleiche ich mein Leben mit einem Schachspiel, so heißt das:
ICH BIN DER SPIELER.
ICH LENKE DIE SCHACHFIGUREN.
ICH ENTSCHEIDE.

Durch Autogenes Atmen integriere ich das "Neu-Fühlen", wodurch mein Leben leichter und freudvoller wird.

meine persönlichen Notizen :

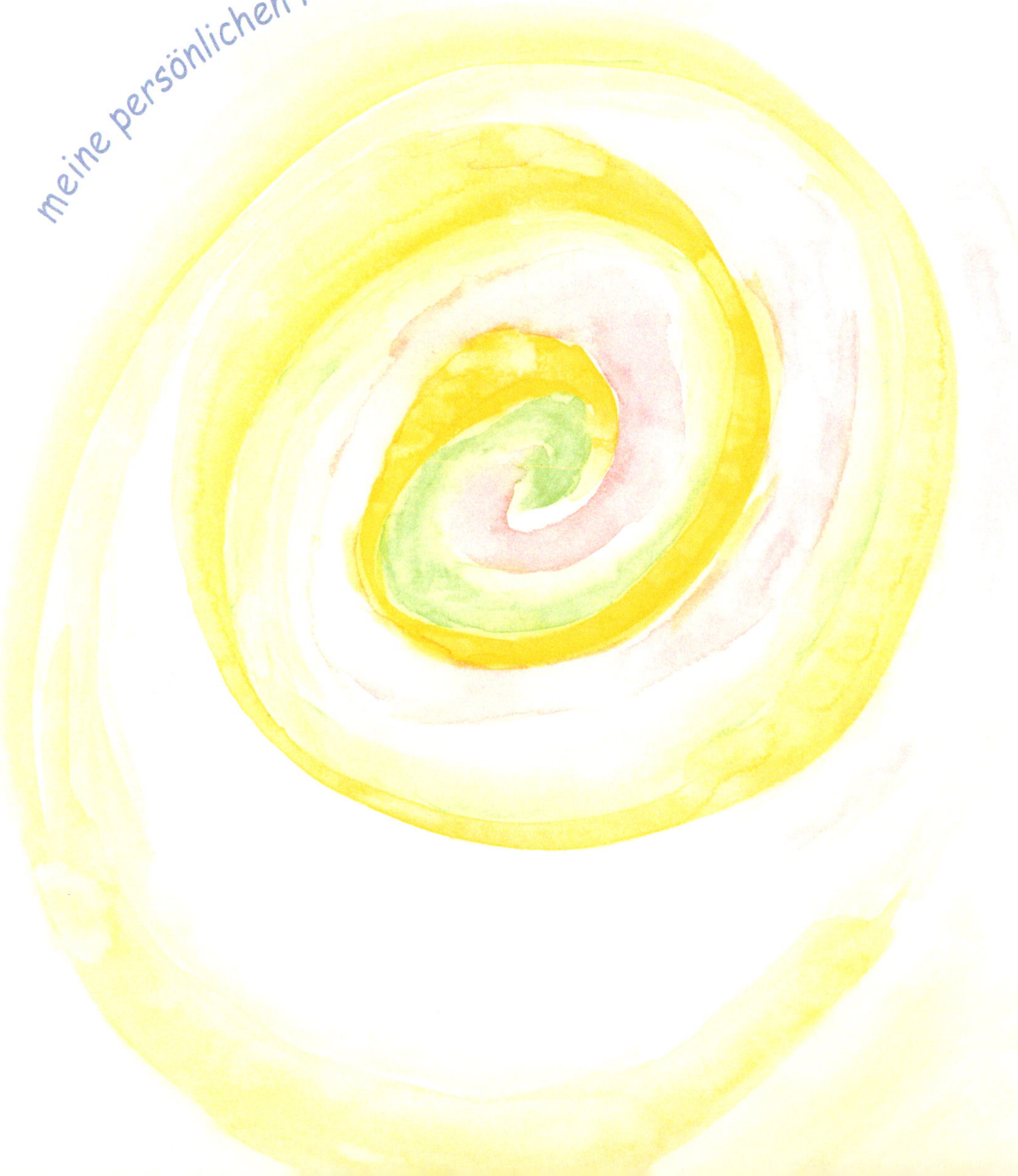

6. Anleitung zum Autogenen Atmen

Das Autogene Atmen kann durch professionelle Hilfe (www.innere-mitte.net) erlernt oder mit dem Wohlfühlbuch umgesetzt werden.
Befinde ich mich gerade in einem bedeutenden emotionalen Prozess oder habe starke körperliche Beschwerden, dann empfiehlt sich auf jeden Fall professionelle Begleitung.

Vorbereitung

Ich finde einen ruhigen, angenehmen Platz, wo ich ungestört bin (kein Handy, keine Türklingel, keine Störung durch Familienmitglieder).
Ich stelle einen CD-Player mit der CD "Autogenes Atmen" oder einer Musik-CD nach meiner Wahl bereit. Die Lautstärke wähle ich so, dass mich Geräusche von außen nicht irritieren.
Ich atme im Liegen oder im Sitzen.
Beim Liegen verwende ich eine bequeme Unterlage (Klappmatratze, Yogamatte ...) sowie eine Decke und eventuell ein kleines flaches Kissen. Ich mache es mir

meine persönlichen Notizen :

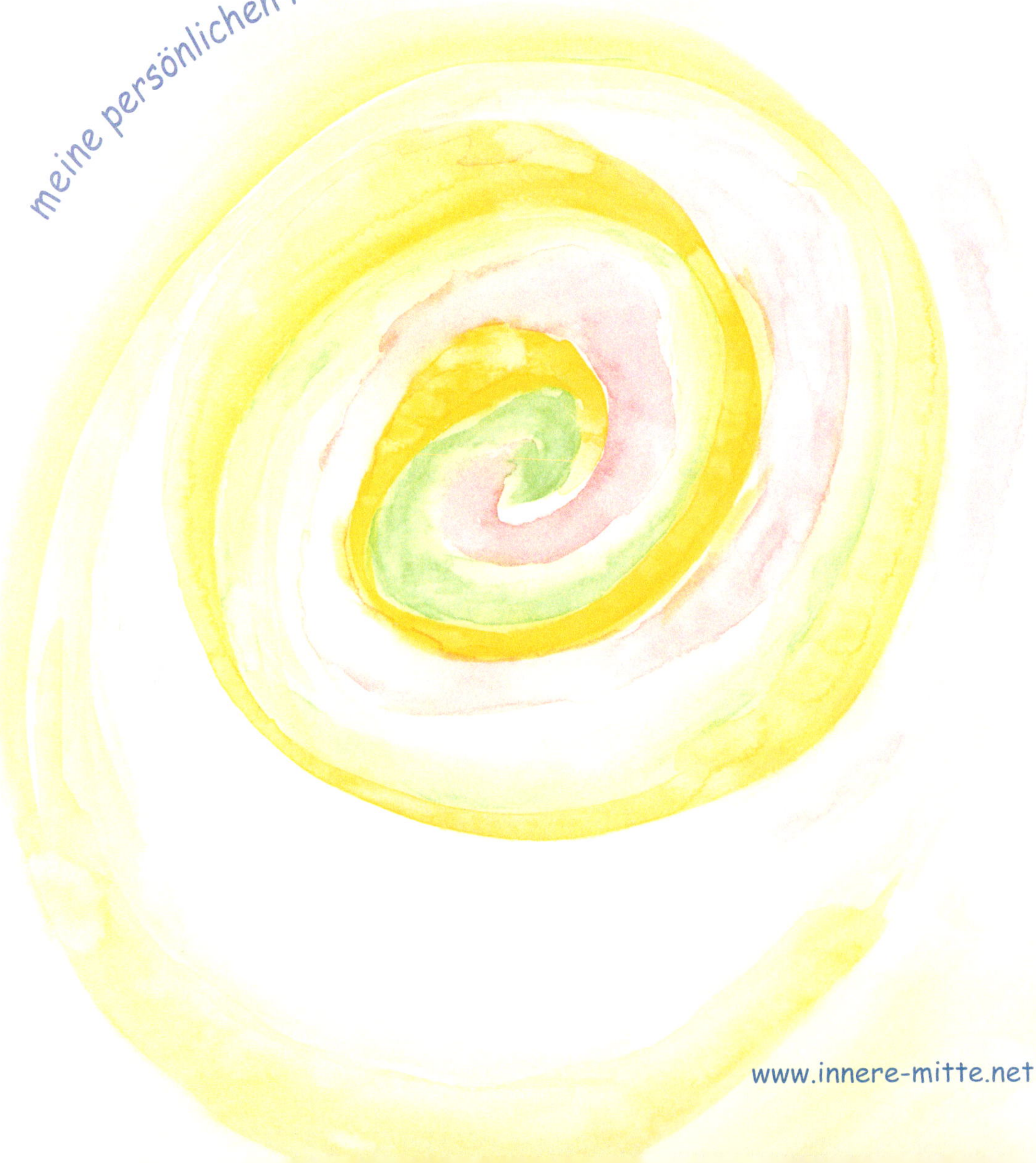

www.innere-mitte.net

bequem, befreie mich von allem, was mich am Körper drückt (Gürtel, Uhr, BH ...), decke mich leicht zu und schließe die Augen. Dann stelle ich mir vor, wie ich mich in den Arm nehme und laut sage: "Ich liebe mich!"
Beim Sitzen verwende ich einen bequemen Sessel, auch hier benutze ich eine Decke.

Entspannung

Durch die Entspannung des Körpers wird meine Wahrnehmungsfähigkeit gesteigert und beim Autogenen Atmen das Lösen körperlicher, mentaler und geistiger Blockaden erleichtert.

Bei meiner Körperentspannungsübung habe ich die Aufmerksamkeit immer im Körper-Inneren. Am Besten gelingt mir dies, wenn ich mir vorstelle, als Miniatur durch meinen Körper zu wandern.
Ich beginne bei meinen Füßen und gelange durch die Fußsohlen in das Körper-Innere und wandere durch die Unterschenkel zu den Knien, die Oberschenkel bis in den Bauch hinauf.

meine persönlichen Notizen :

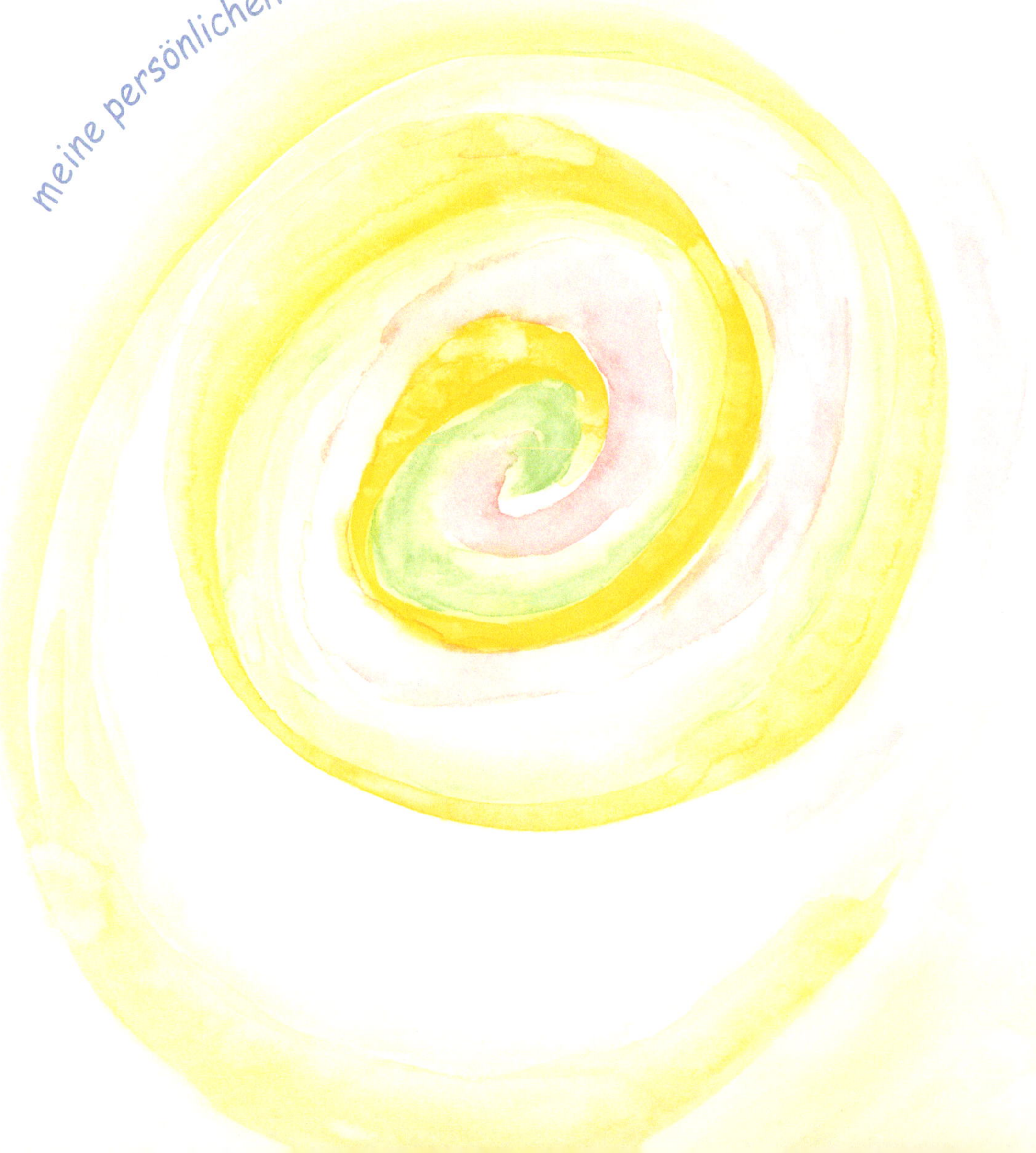

Ich stelle mir vor, ich sitze oder stehe in meinem Bauchbereich und kann mich in alle Richtungen drehen und wenden.

Zuerst berühre ich hinten die Wirbelsäule, dann oben die Bauchdecke, die linke und rechte Seite, unten den Beckenboden und zuletzt die Seite zum Brustbereich. Ich nehme meinen Bauch als Raum wahr, der sich ausdehnt.

Meine Aufmerksamkeit wandert nun nach oben in den Brustbereich, den ich ebenfalls nach allen Richtungen mit meiner Aufmerksamkeit abtaste: nach hinten zur Wirbelsäule, nach oben zu den Rippen, nach links und rechts, nach unten zum Bauch und nach oben zum Hals. Ich nehme auch den Brustbereich als Raum wahr, der sich ausdehnt.

Danach lenke ich meine Aufmerksamkeit gleichzeitig in beide Schultern und wandere in die Arme und Hände bis in die Fingerspitzen.
Ich wandere schließlich wieder zurück in die Schultern, durch den Hals, hinauf in den Kopf, hier zu den Augen und zu den Ohren.
Zum Schluss lenke ich meine Aufmerksamkeit in meinen Hals und nehme ihn innen wahr.

meine persönlichen Notizen:

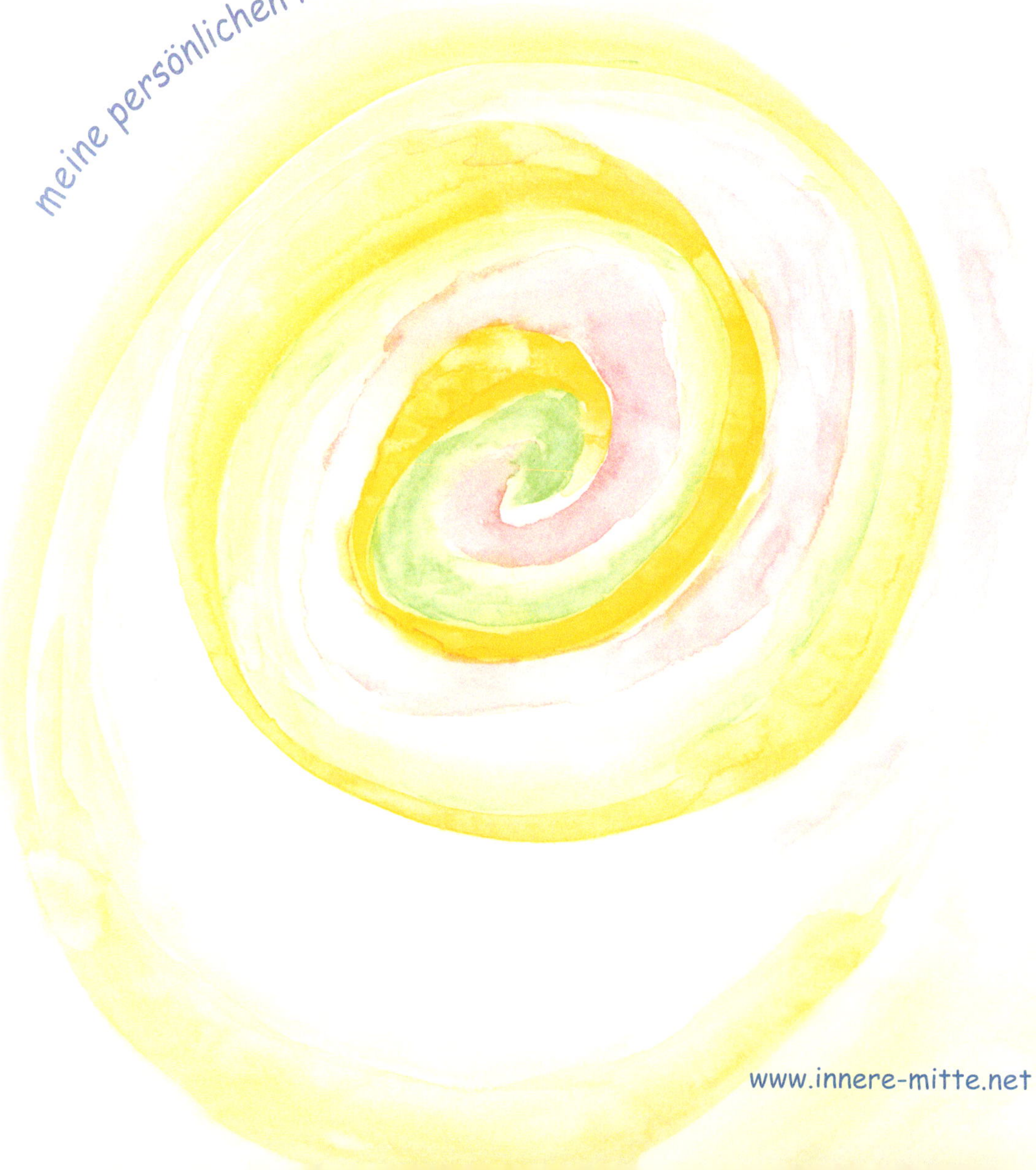

www.innere-mitte.net

Jetzt erlaube ich meinem Körper, sich vollkommen zu entspannen und alles loszulassen, was nicht seine Aufgabe ist. Er balanciert sich selbst aus. Ich bin eins mit meinem Körper und meinem ganzen Sein. Ich erlaube mir alle Bilder, alle Gedanken, alle Gefühle, alle Erinnerungen usw. zuzulassen. Ich nehme alles an, ohne es zu werten und zu analysieren (kein Warum? Wieso? Weshalb?)

EINFACH ZULASSEN !

Ich bin ein bewusster Beobachter in meinem eigenen Film. Wenn sich Gefühle, Gedanken oder Bilder wiederholen, lenke ich ganz bewusst meine Aufmerksamkeit auf den ganzen Körper und dann auf jene Stellen, die sich bemerkbar machen (etwa durch Kribbeln, Hitze, Kälte, Unterschiede zwischen Links und Rechts, Ziehen, Wohlgefühle etc.).
Ich tue nichts weiter, als diesen körperlichen Stellen meine ganze Aufmerksamkeit zu widmen.
Immer wieder nehme ich meinen ganzen Körper von innen wahr und beobachte meine sich hebende und senkende Bauchdecke.
Ich erinnere mich an die Entscheidung bzw. die Wahl, worin mich das "Autogene Atmen" unterstützen soll.
(siehe Seite 15)

meine persönlichen Notizen :

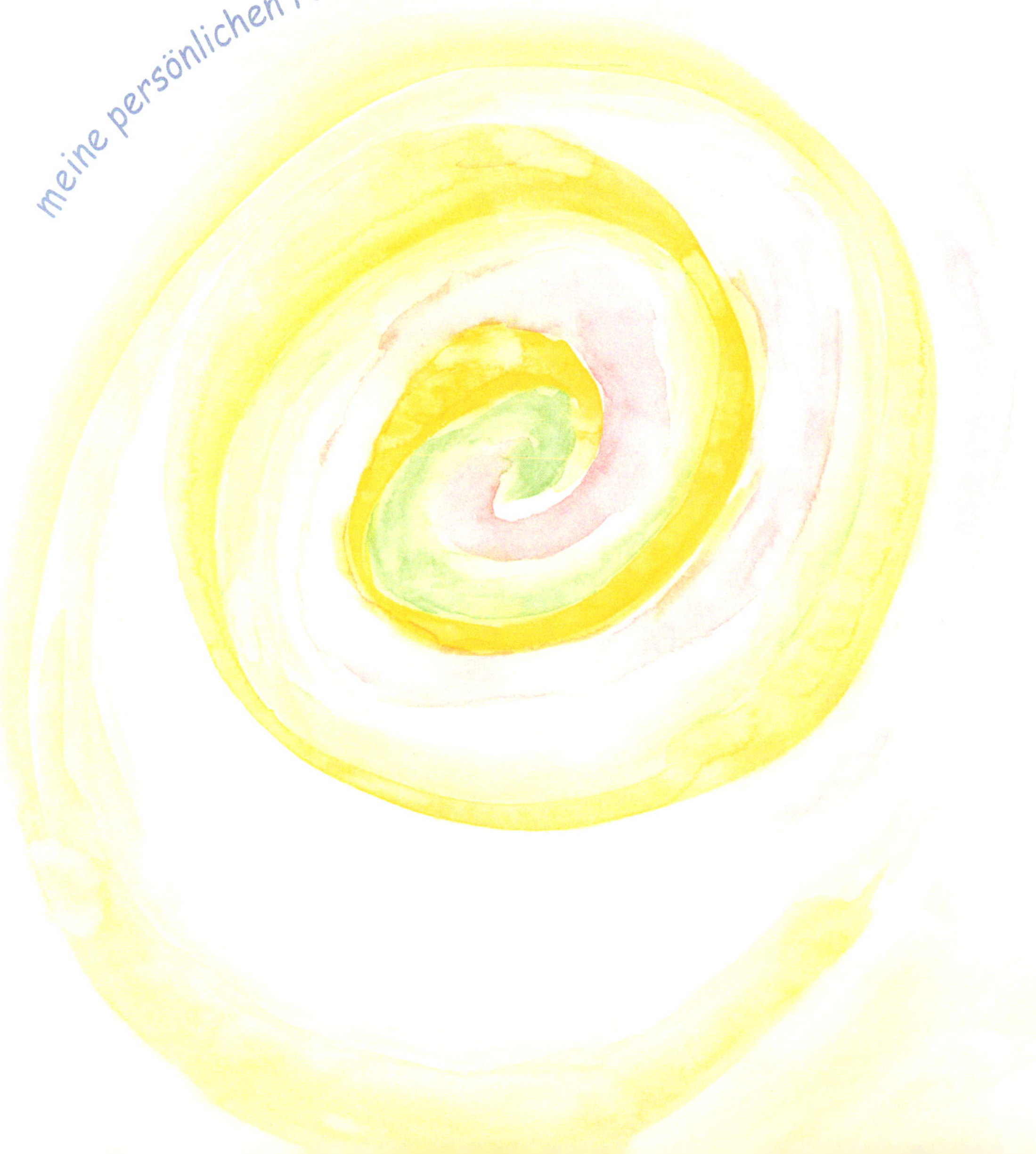

Ich lenke kurz meine Aufmerksamkeit auf diese Wahl und lasse sie wieder los.

Nun beginne ich mit dem tiefen Autogenen Bauchatmen.

... let it flow.

Tiefe Bauchatmung

Ich atme über den offenen Mund tief in den Bauch und spüre, wie sich die Bauchdecke innen maximal anhebt.
Mit einem leichten Seufzer atme ich durch den Mund aus.
Die Mundatmung ist dem Atmen durch die Nase vorzuziehen, da die Nasenatmung verleitet, in den Schlafrhythmus zu fallen.

Ich finde eine optimale Position für den geöffneten Mund und erlaube mir meinen eigenen Atemrhythmus zu finden.
Ich höre mich durch den offenen Mund ein- und ausatmen.

Wenn ich das Autogene Atmen ohne professionelle Begleitung ausführe, beginne ich nach eigenem Ermessen

meine persönlichen Notizen :

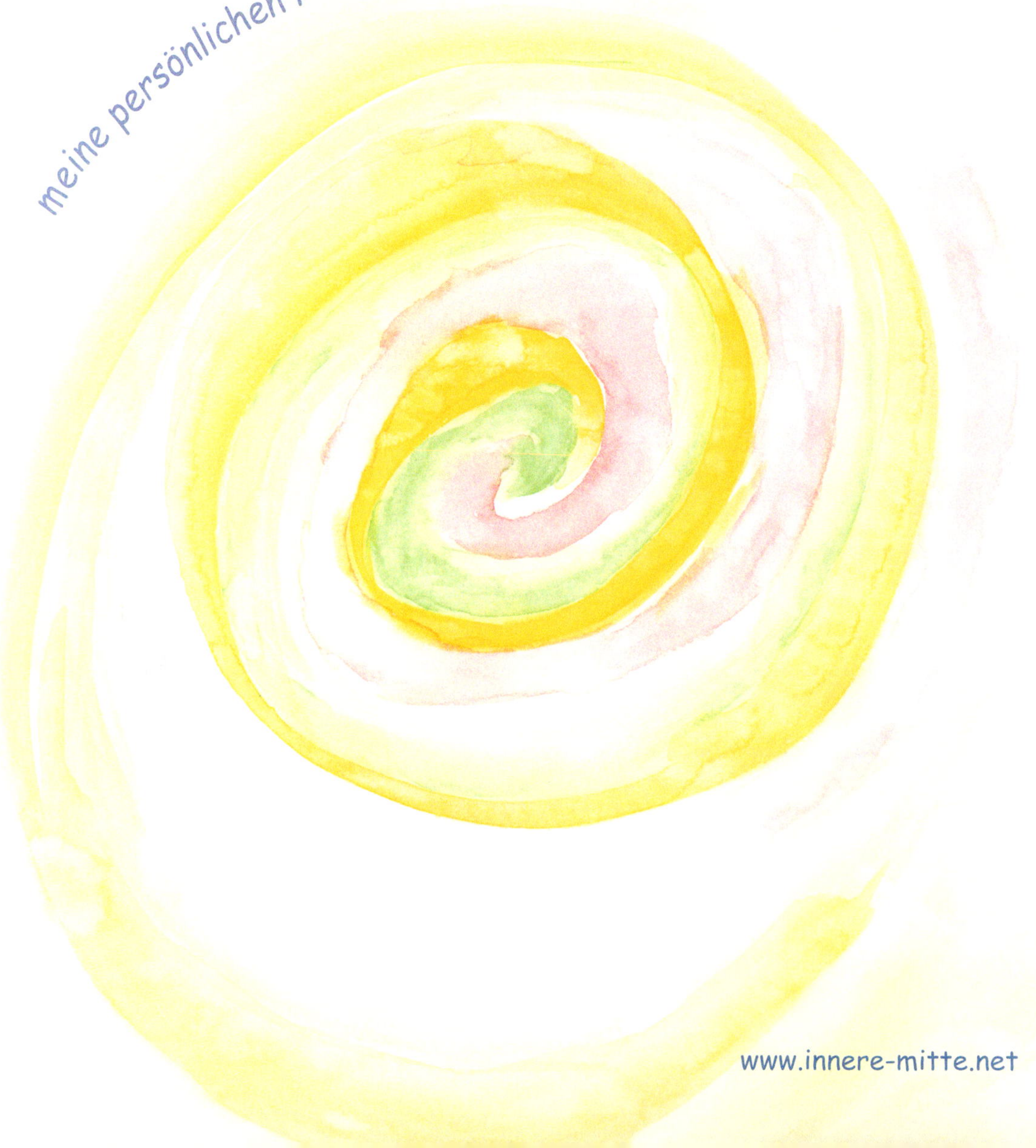

mit kleinen Etappen von täglich ca. 10 Minuten und steigere diese nach ca. 14 Tagen auf ungefähr 15 - 20 Minuten.
Während des Atmens nehme ich alles an mir wahr (Kribbeln, Hitze, Kälte, Druck, Gefühle, Farben, Gedanken, Erinnerungen, usw.), o h n e es zu analysieren, zu verdrängen oder festzuhalten.
Ich bin einfach ein achtsamer Beobachter dessen, was sich ohne mein Zutun ergibt und klärt.

Erinnerungen, Gedanken, Gefühle und Bilder, die sich wiederholen oder manchmal in ihrer Stärke so dominieren, dass sie nichts anderes mehr zulassen, nehme ich gedanklich einzeln zur Hand und umarme sie.
Ich stell mir vor, sie sind meine Kinder, die ich liebevoll umarme und tröste.
Dadurch spüren sie meine Wärme und mein Mitgefühl, verlieren ihre hemmende Wirkung und treten in den Hintergrund.

KÖRPERLICHE REAKTIONEN WIE HUSTEN, NIESSEN, GÄHNEN, AUFSTOSSEN ... LASSE ICH ZU, DA SIE UNTERSTÜTZEND WIRKEN, MEINE BLOCKIERTEN ENERGIEN WIEDER INS FLIESSEN ZU BRINGEN.

meine persönlichen Notizen :

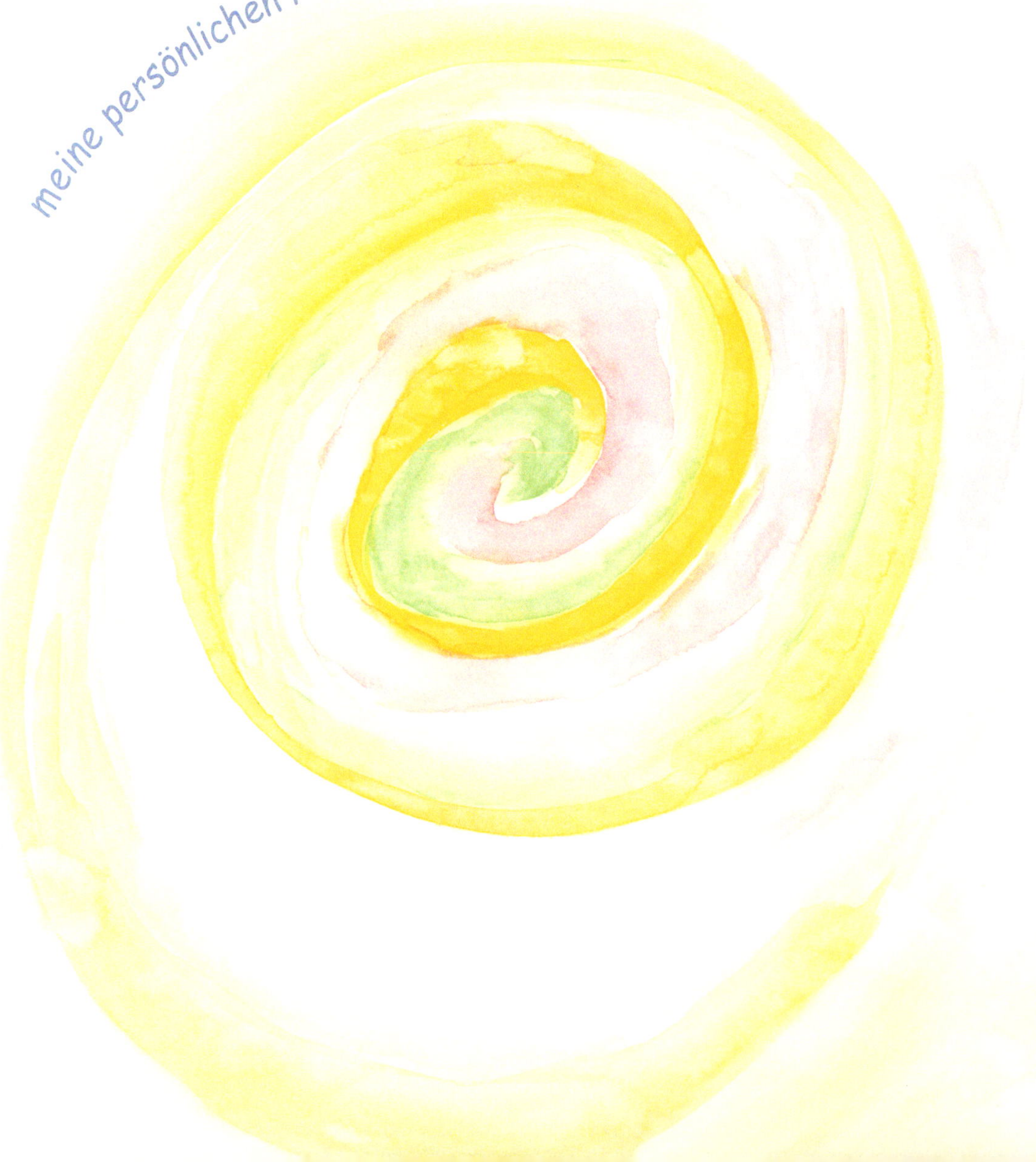

Ausklang

Die tiefe Bauchatmung beende ich, indem ich den Atem wieder ruhig, sanft und still werden lasse.

Ich erlaube mir auch wieder, durch die Nase zu atmen. Ich kann mich auch in eine andere Körperlage (z.B. Seitenlage) bringen, wenn es für mich angenehmer ist.
Ich tauche ganz gezielt in ein Wohlgefühl von Leichtigkeit und Freude ein und genieße das Neu-Fühlen in dieser Phase (ungefähr 5 Minuten).

Beenden

Jetzt beginne ich mit der Fuß-Kopf-Atmung.
Beim Einatmen gleitet mein Atem wie ein Vorhang, beginnend bei den Füßen über die Vorderseite meines Körpers hinauf bis über den Kopf.
Beim Ausatmen gleitet mein Atem über den Scheitel, weiter über den Rücken hinunter bis zurück zu den Füßen.
So entsteht ein Atemkreislauf, den ich ca. 3 - 5 Mal wiederhole.

meine persönlichen Notizen :

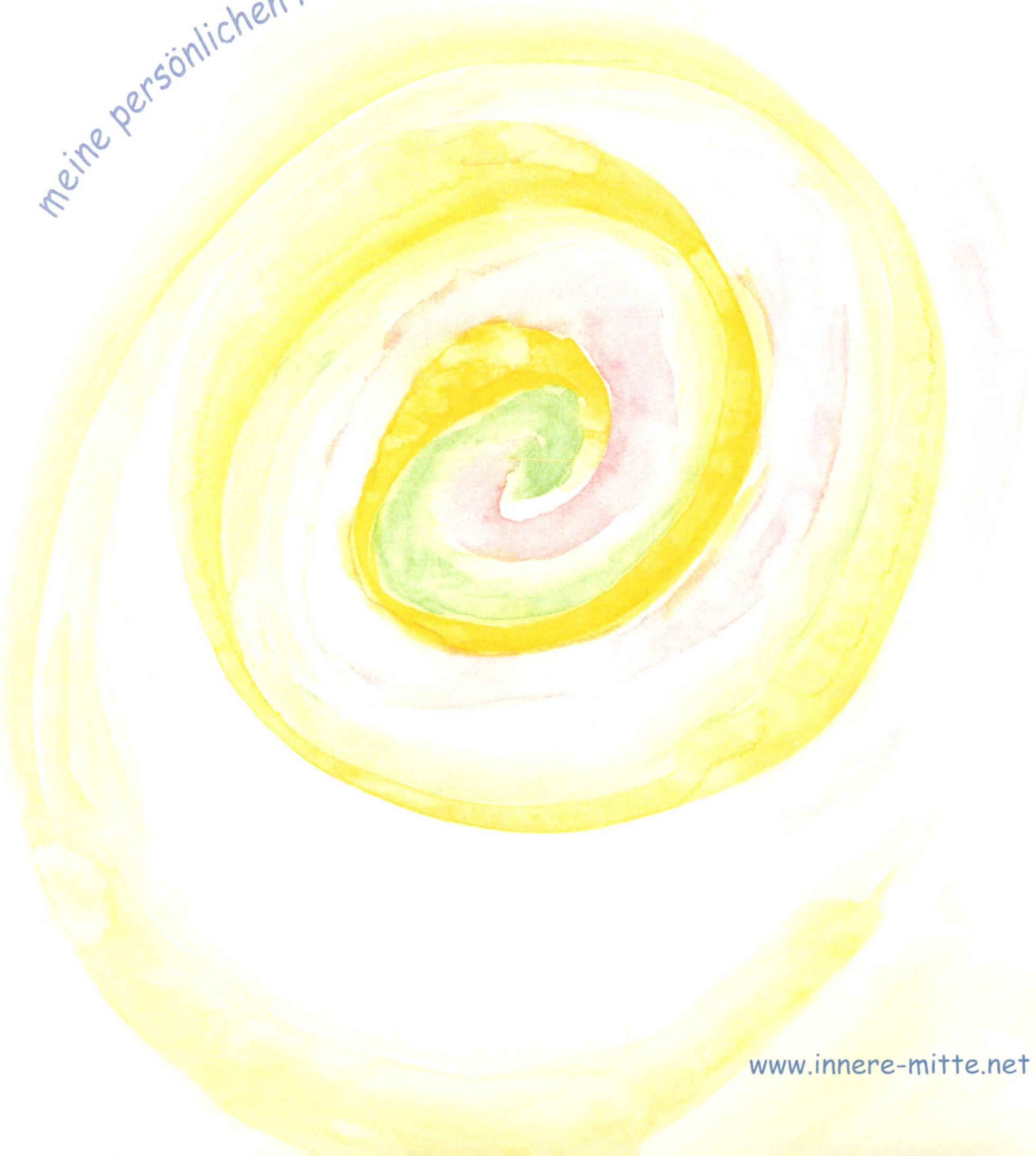

www.innere-mitte.net

Ich bleibe noch so lange liegen, wie es für mich angenehm ist, bevor ich mich mit leichtem Dehnen und Strecken wieder langsam aufrichte.
Die Fuß-Kopf-Atmung kann ich auch bei körperlichen oder stressbedingten Verspannungen verwenden.

Ebenso kann ich während des Autogenen Atmens (Bauchatmung) zur Fuß-Kopf-Atmung wechseln, wenn ich körperliche Verspannungen fühle oder starke emotionale Gefühle auftauchen.
Diese Übung führt rasch zu einer Harmonisierung der Situation.

ICH ENTDECKE BEI TÄGLICHER ANWENDUNG DER FUSS-KOPF-ATMUNG, DASS SIE MICH EBENSO WIE DIE BAUCHATMUNG UNTERSTÜTZT, IN MEINE "INNERE MITTE" ZU GELANGEN BZW. DORT ZU BLEIBEN.

Die Fuß-Kopf-Atmung kann ich auch anstelle der Entspannungsübung vor dem Autogenen Atmen einsetzen.

meine persönlichen Notizen :

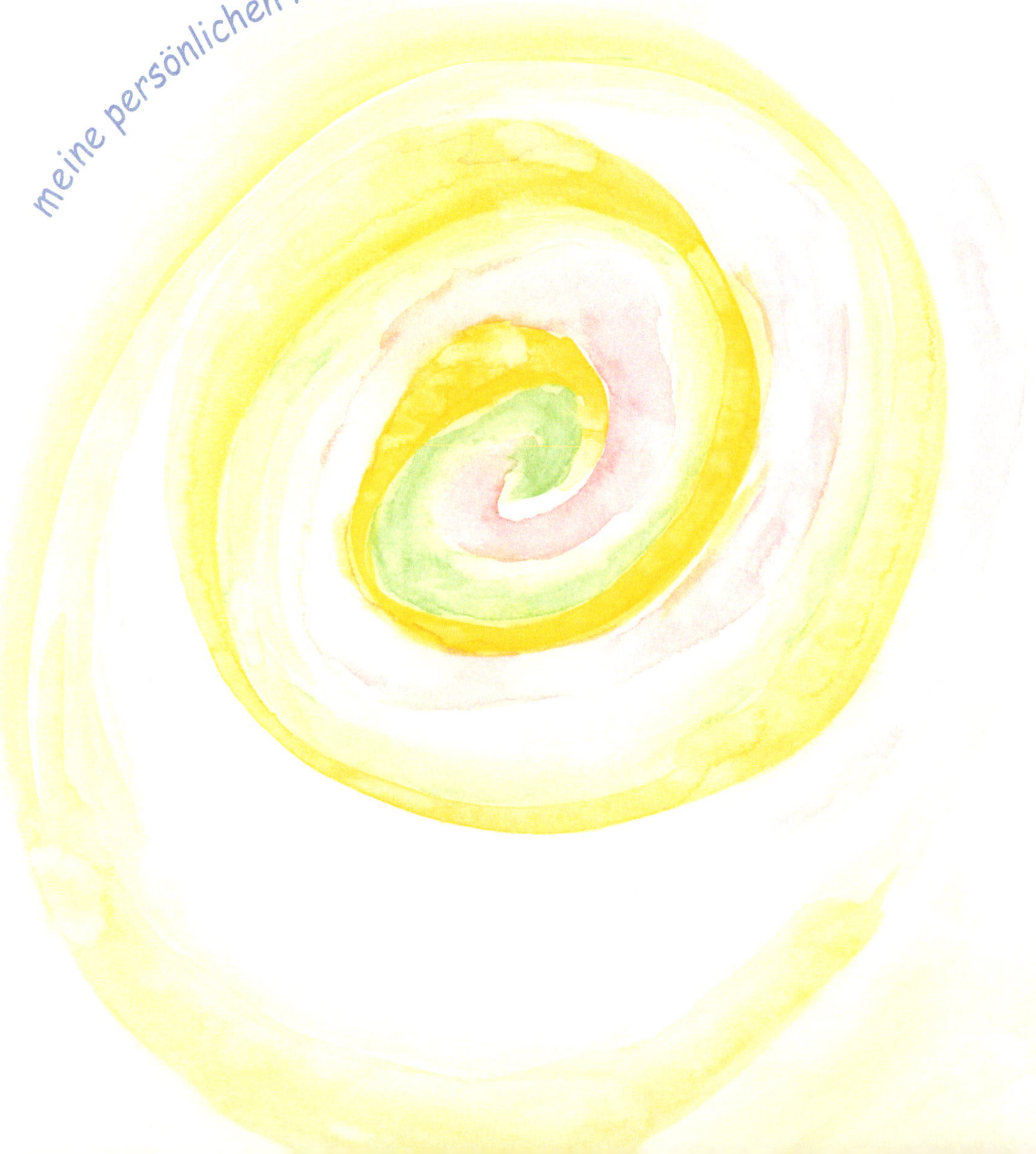

7. Musik

Durch das wiederholte Verwenden vertrauter Musik entsteht für mich ein sicherer Raum, zu dem ich jederzeit Zugang habe.
Sie unterstützt mich, meine Aufmerksamkeit leichter nach innen zu richten.

Bestimmte Lieder lösen in mir unterschiedlichste Empfindungen aus. Durch das Autogene Atmen gelangen sie in Harmonie. Deshalb helfen mir vertraute Lieder, beim Autogenen Atmen schneller und einfacher in Balance zu kommen.
Diese Balance erzeugt ein Wohlgefühl und unterstützt mich, mit mir im Einklang und in Harmonie zu sein.
Denn Harmonie i s t Gesundheit und ein Zeichen, dass Körper, Geist und Seele synchron schwingen.

meine persönlichen Notizen :

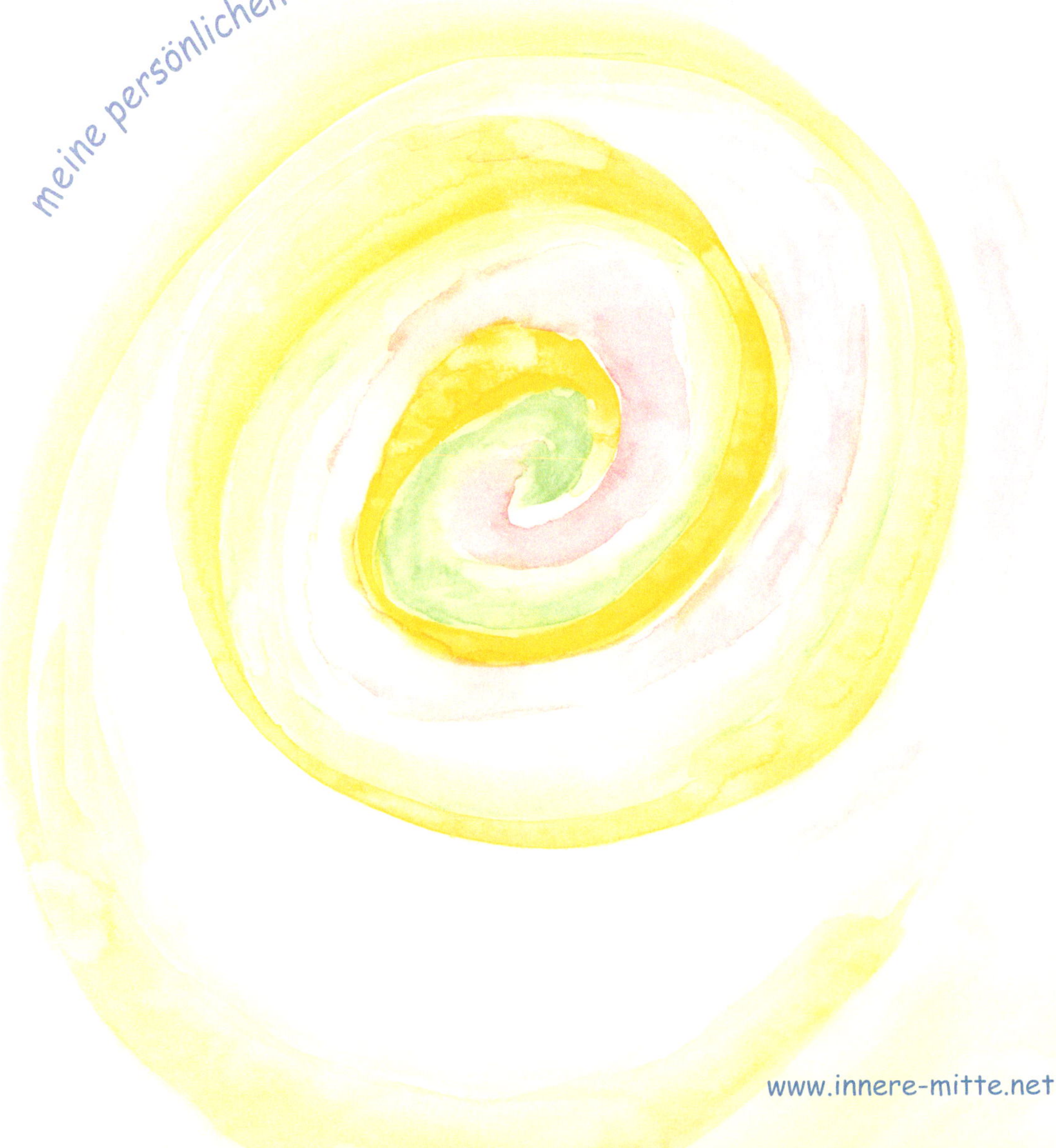

www.innere-mitte.net

Ich werde frei von Abhängigkeiten (z.B. Menschen, Gegenständen, Orten etc.), da ich sie zwar haben kann, aber nicht mehr brauche, um glücklich und zufrieden zu sein.

ALLES, WAS MIR SPASS UND FREUDE MACHT, BEFLÜGELT MICH, DIE FESSELN DES VERSTANDES ZU ÜBERWINDEN. DAMIT KOMME ICH MIT MEINER WAHREN NATUR IN VERBINDUNG.

Sollte mir Freude fehlen, unterstützen mich auch gewisse Aktivitäten wie Lachen, Sport, Tanzen, Singen, Malen und Autogenes Atmen.

Ebenso hilft mir mein Wohlgefühl beim Autogenen Atmen, blockierende Strukturen zu lösen und mein Leben freudvoller, einfacher und leichter zu leben.

Was macht mir Freude?
Wann könnte wohl der beste Zeitpunkt sein, Dinge zu tun, die mir wahrlich Freude bereiten?

JETZT !!!!!!

meine persönlichen Notizen :

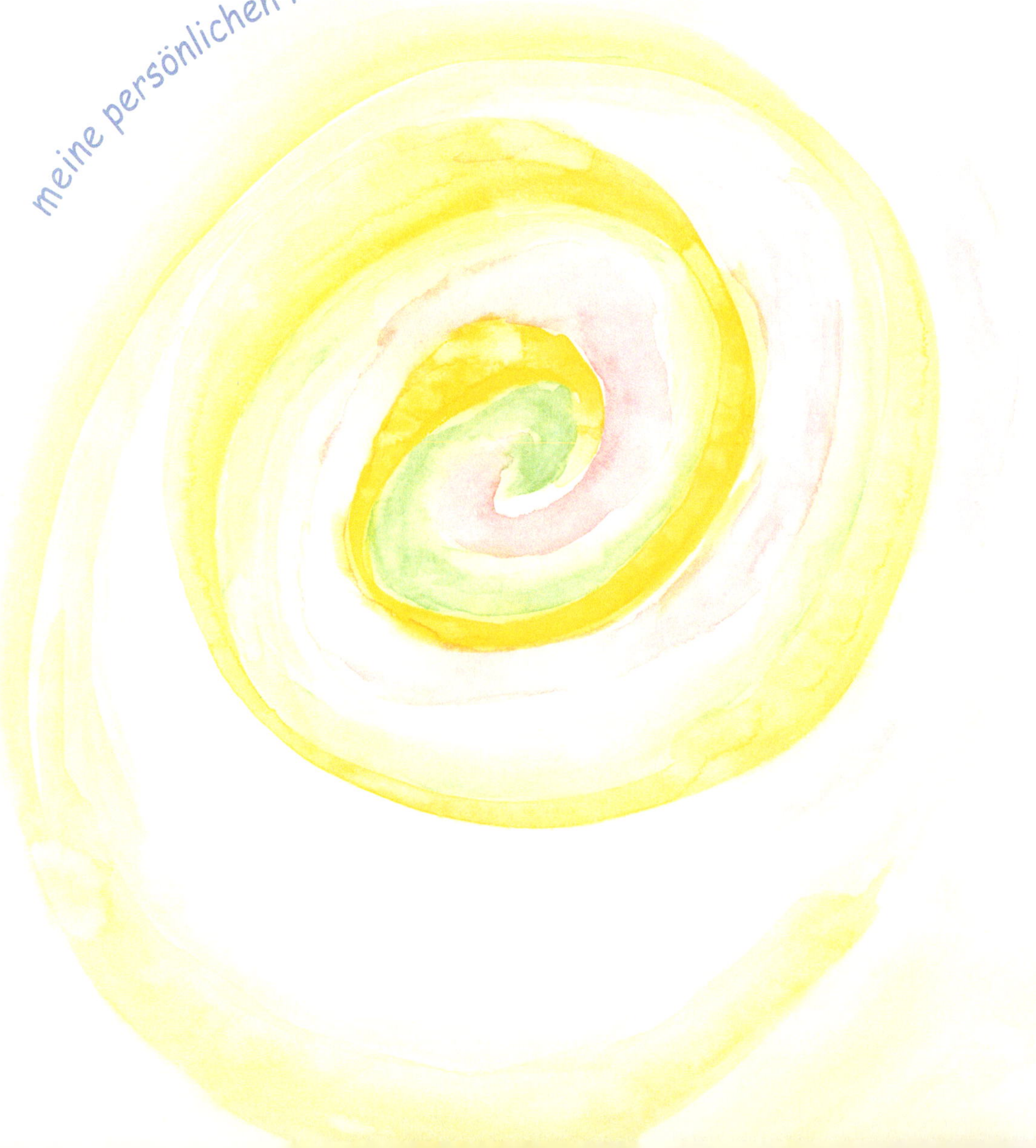

8. Die CD "Autogenes Atmen"

Die CD leitet mich Schritt für Schritt durch das Autogene Atmen.
Ich lese das Wohlfühlbuch, b e v o r ich die CD verwende.

Möglichkeiten der Anwendung

* die gesamte CD (Track 1 bis 4 38:23 min)
  Ich beginne meine Atemsitzung, indem ich mich noch einmal auf meine Wahl (siehe Seite 15) besinne und die sich daraus ergebende Kraft nutze.

* die Entspannungsübung (Track 2 5:23 min)
  Ich verwende sie zur Entspannung und zur Steigerung meiner Wahrnehmungsfähigkeit.

* die Ausgleichsübung/Fuß-Kopf-Atmung (Track 4 3:07 min)
  Ich nutze sie, um körperliche und stressbedingte Verspannungen und Unruhe zu lösen.

Wie fühlt sich nun meine Wahrnehmung
in Bezug auf meine Wahl an?

meine persönlichen Notizen :

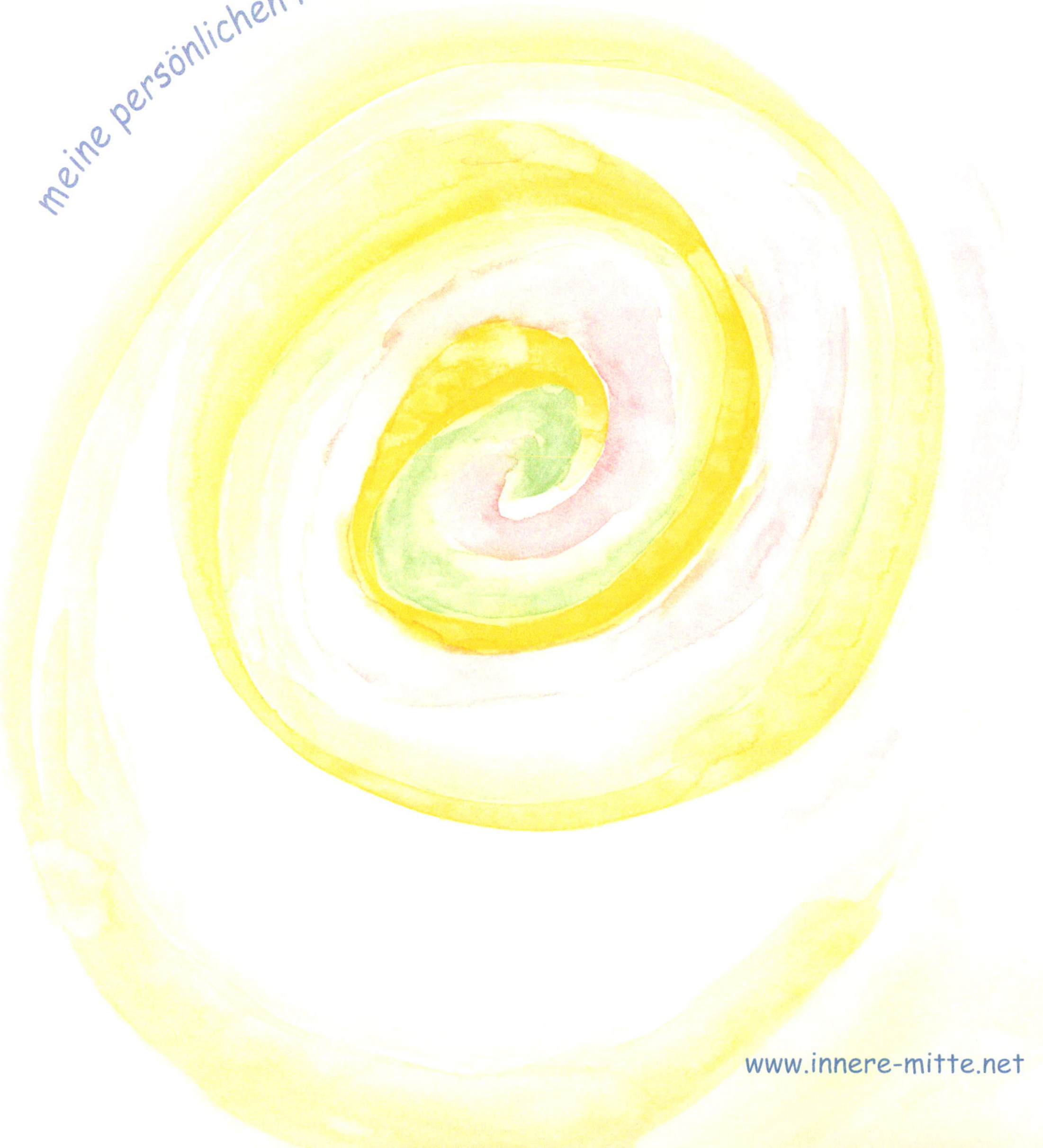

www.innere-mitte.net

9. Mein Geschenk

Für meine innere Ruhe und Zufriedenheit s e t z e ich Prioritäten und Auszeiten. Das ist mein Geschenk, das ich mir aus Liebe zu mir selber mache.

AUCH DER ATEM IST EIN G E S C H E N K, DAS ICH EINFACH UND OHNE MICH ANSTRENGEN ZU MÜSSEN, EMPFANGE.

Wenn ich autogen atme und neu-fühle, lasse ich meinen Körper wissen, dass ich das L e b e n wähle.

Wenn ich autogen atme und neu-fühle, wird a l l e s, was ich bin und alles, was ich brauche, verfügbar.

Wenn ich autogen atme und neu-fühle, hole ich meine wahre F r e u d e und L e i c h t i g k e i t in mein Leben.

Wenn ich autogen atme und neu-fühle, stehen mir alle Türen offen, mein wahres G l ü c k im Innen und im Aussen zu finden.

meine persönlichen Notizen :

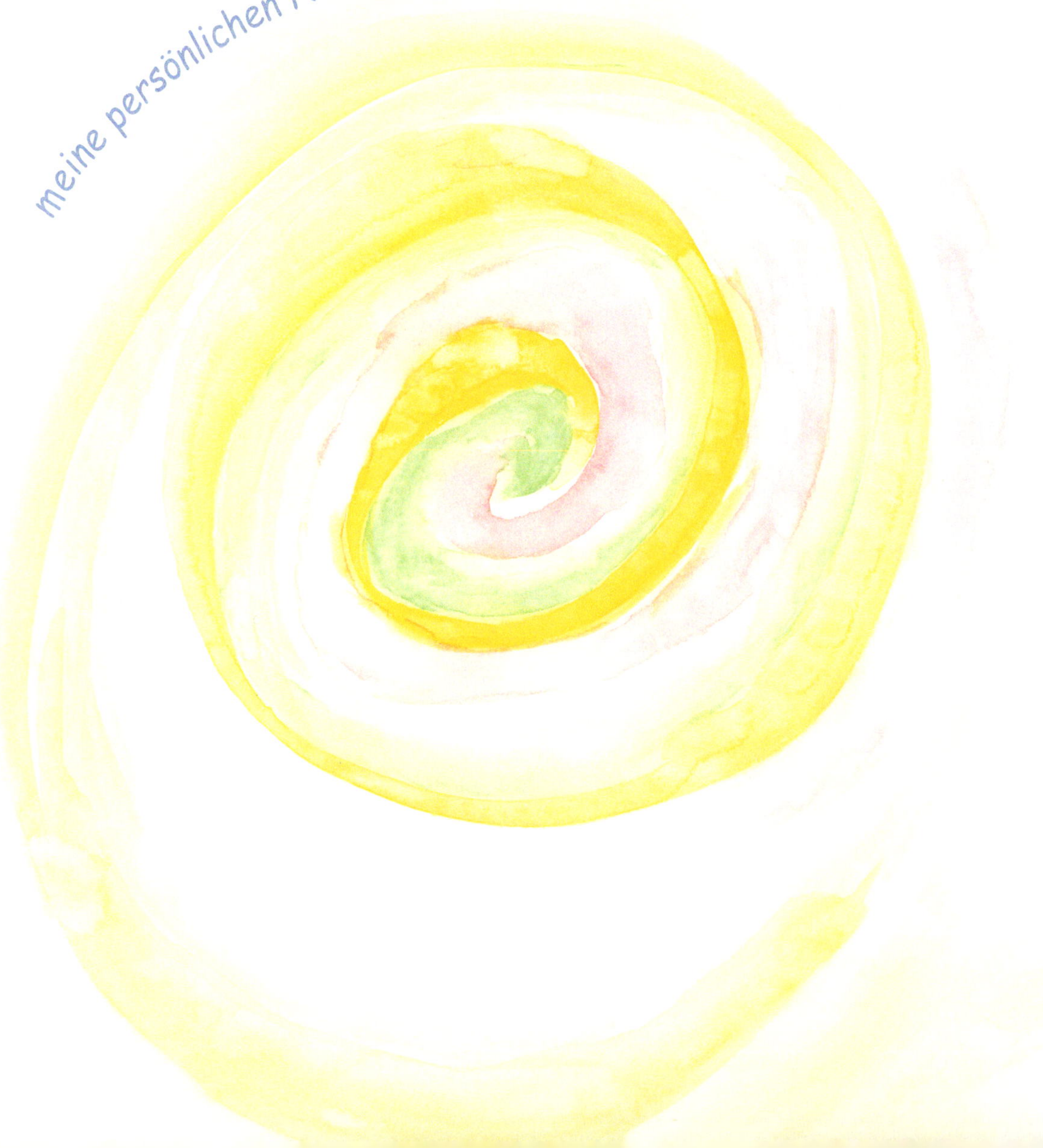

10. Fragen - Antworten

Einige Antworten von Teilnehmern unserer Atemkurse

Seit wann bist Du Dir bewusst, dass Du atmest?

. . . seit jeher
. . . schon länger, vor allem beim Arbeiten
. . . seit ich begonnen habe, ein Blasinstrument zu erlernen
. . . seit 14. März 1999

Erlebst Du Freude und Lust beim Atmen?

. . . nicht immer, überwiegend schon
. . . nur beim Ausatmen
. . . atmen bedeutet manchmal Anstrengung
. . . nach gutem Sex - beim "Anlanden"

Kennst Du Atemnot - Wann? Wie äußert sie sich?

. . . wenn Ängste hochkommen
. . . n e i n
. . . ich habe manchmal das Gefühl, dass ich zu wenig Luft bekomme, dann hilft mir ein bewusster Atemzug
. . . bei körperlichen Anstrengungen, vor allem bei STRESS

meine persönlichen Notizen :

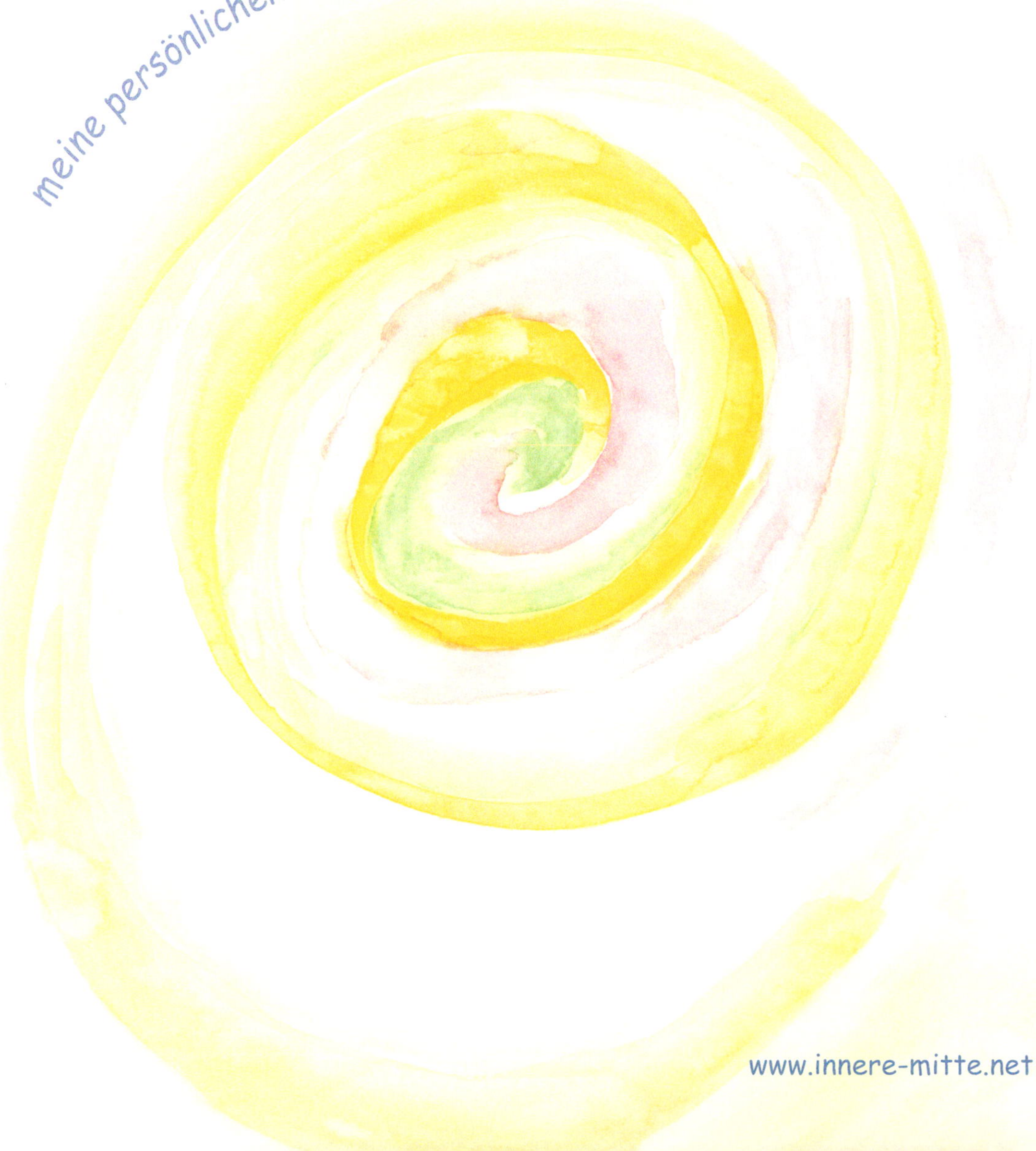

www.innere-mitte.net

GEFÜHLE, bekannte und unbekannte beim Atmen?

. . . viele unbekannte, wenig bekannte
. . . Traurigkeit, Freude, Wut, Leichtigkeit und
Gefühle, die ich nicht fühlen will
. . . die ganze Palette

Dein Befinden vor und nach dem Autogenen Atmen?

vorher:

. . . neugierig, schwerfällig, mit Vorfreude
. . . angespannt, neben dem Körper sein, Kälte
. . . matt, unbeteiligt, ohnmächtig
. . . Schwindel, Stress, schlechtes Gewissen, Ungeduld

nachher:

. . . Ruhe, Wärme, Zufriedenheit, Freude, Erleichterung
. . . entspannt, gelassen, Vertrauen in mich und andere
. . . Liebe, Freude
. . . frischer, frei, gelöst, angenehme Müdigkeit, zufrieden, entspannt
. . . neues Wohlbefinden

meine persönlichen Notizen :

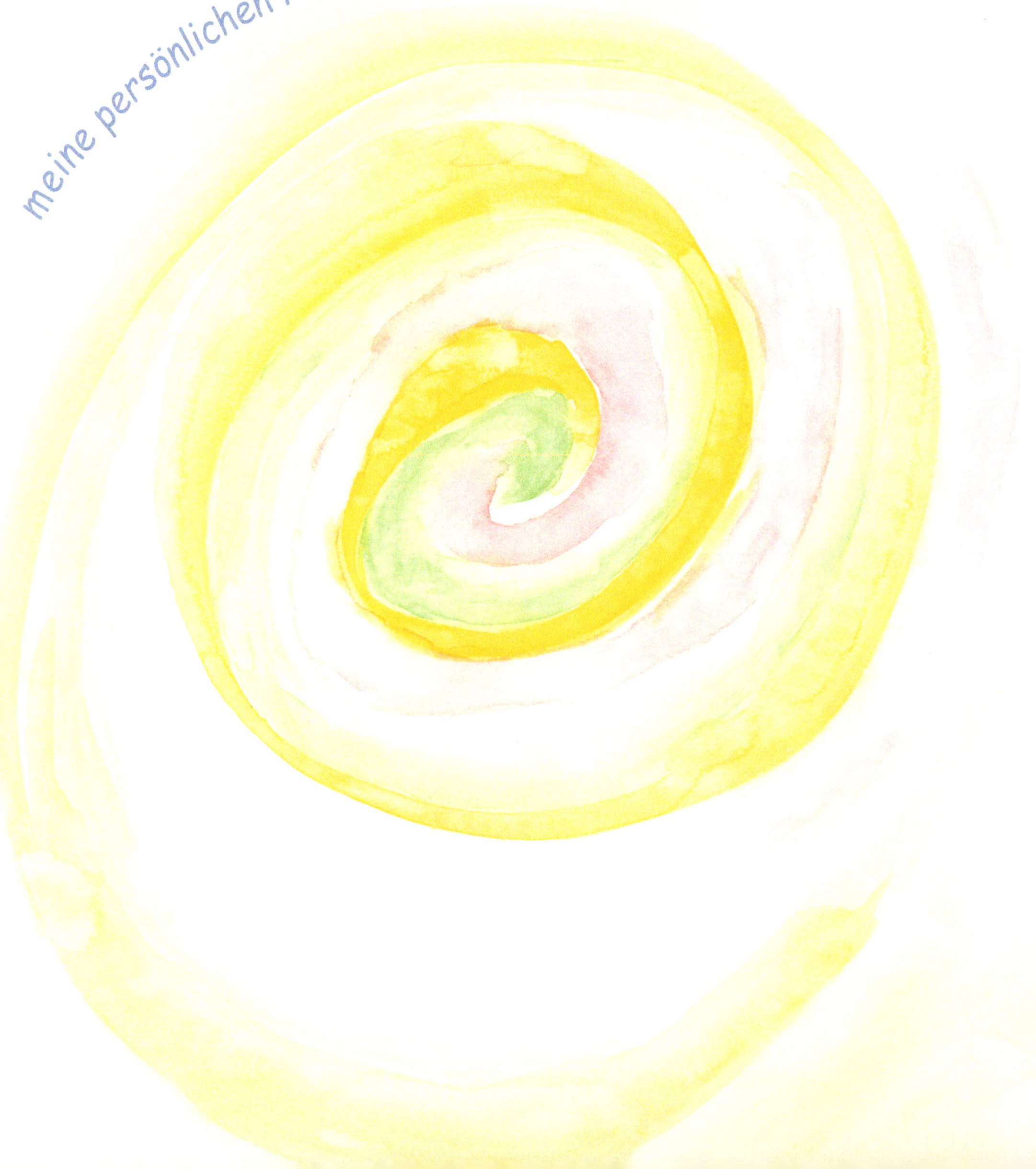

Fühlst du dich verloren, gelangweilt oder bereichert durch Dein "atmendes Bewusstsein"?

. . . bereichert durch neues Lebensgefühl, mehr Lebensqualität
. . . Atmen gibt mir Sicherheit, Freiheit, Selbstvertrauen, Freude und Leichtigkeit
. . . manchmal gelangweilt, erleichtert, bereichert

Was ist Dein größter Nutzen durch das Autogene Atmen?

. . . es geht mir sehr viel besser, ich leere meinen Rucksack und entwickle mich weiter

. . . ich habe mich gefunden, ich suche keine "S c h u l d i g e n" mehr

. . . ich komme in meine Freude und in mein Vertrauen, alte Muster lösen sich auf

. . . Entspannung, m e h r Bewusstsein, Entschlussfreudigkeit, eine klare Sicht auf die Dinge

. . . das Gefühl etwas zur Hand zu haben, das MIR IN JEDER LEBENSLAGE HILFT

meine persönlichen Notizen :

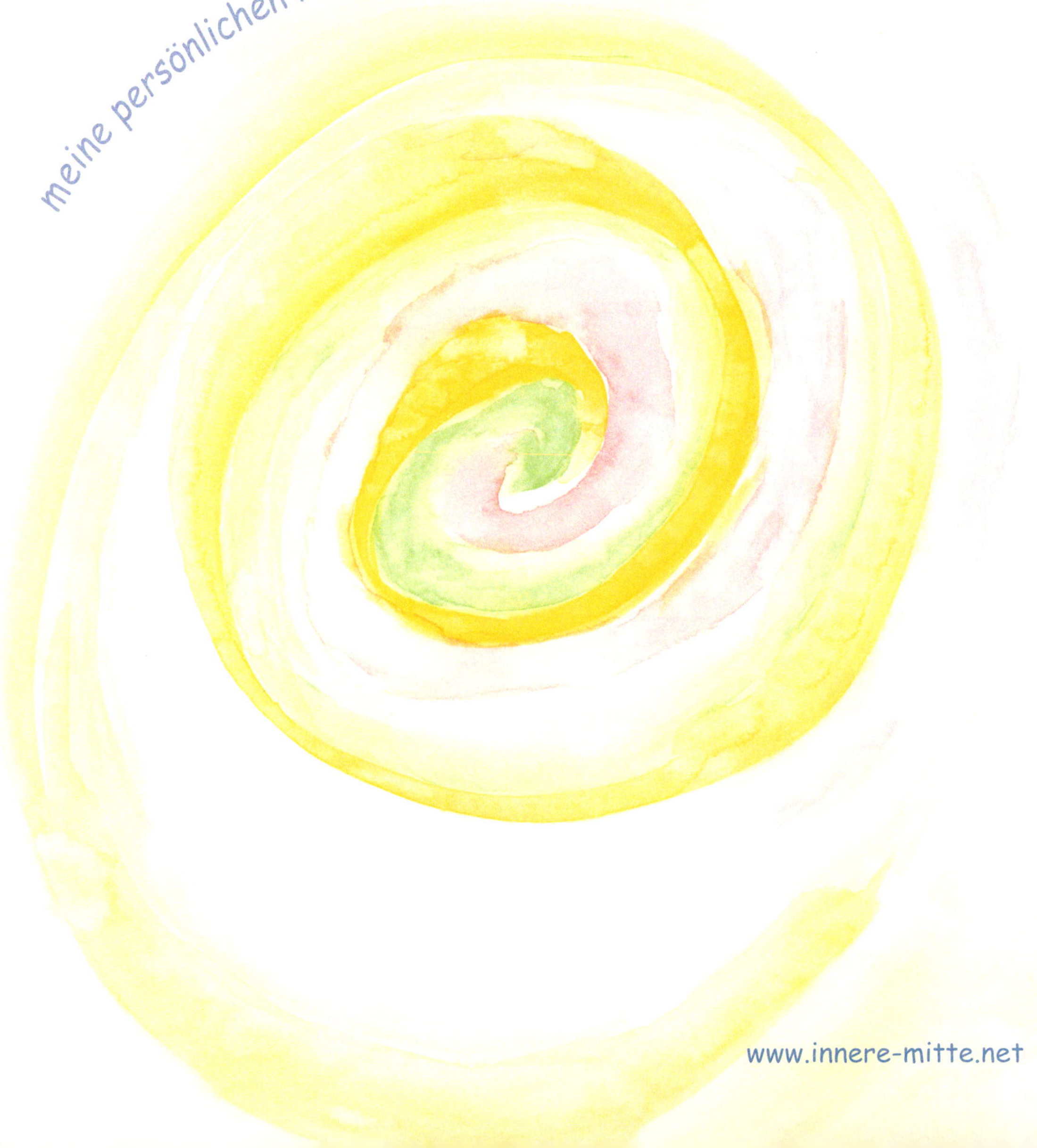

www.innere-mitte.net

11. IMPRESSUM

Verlag - **Bucher**

Alle Rechte vorbehalten. Nachdruck, auch auszugsweise, sowie Verbreitung durch Bild, Funk, Fernsehen und Internet, durch fotomechanische Wiedergabe, Tonträger und Datenverarbeitungssysteme jeder Art nur mit schriftlicher Genehmigung der Autoren.

Layout und Umschlaggestaltung:
Maria Haag
Text: Maria Haag, Angelika Stoppel

CD
Sprecher-In: Julia Haag, Kurt Fischer
Musikstücke: von CD „flügel" (Kurt Fischer)
Musik und Text, gemischt und gemastert von Gebhard Jenny
(www.infodaten.at)

ISBN 978-3-99018-052-5

1. Auflage 2011

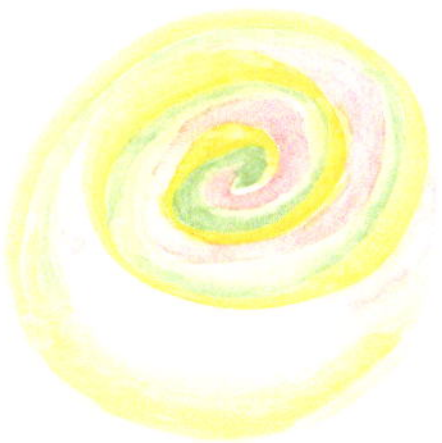

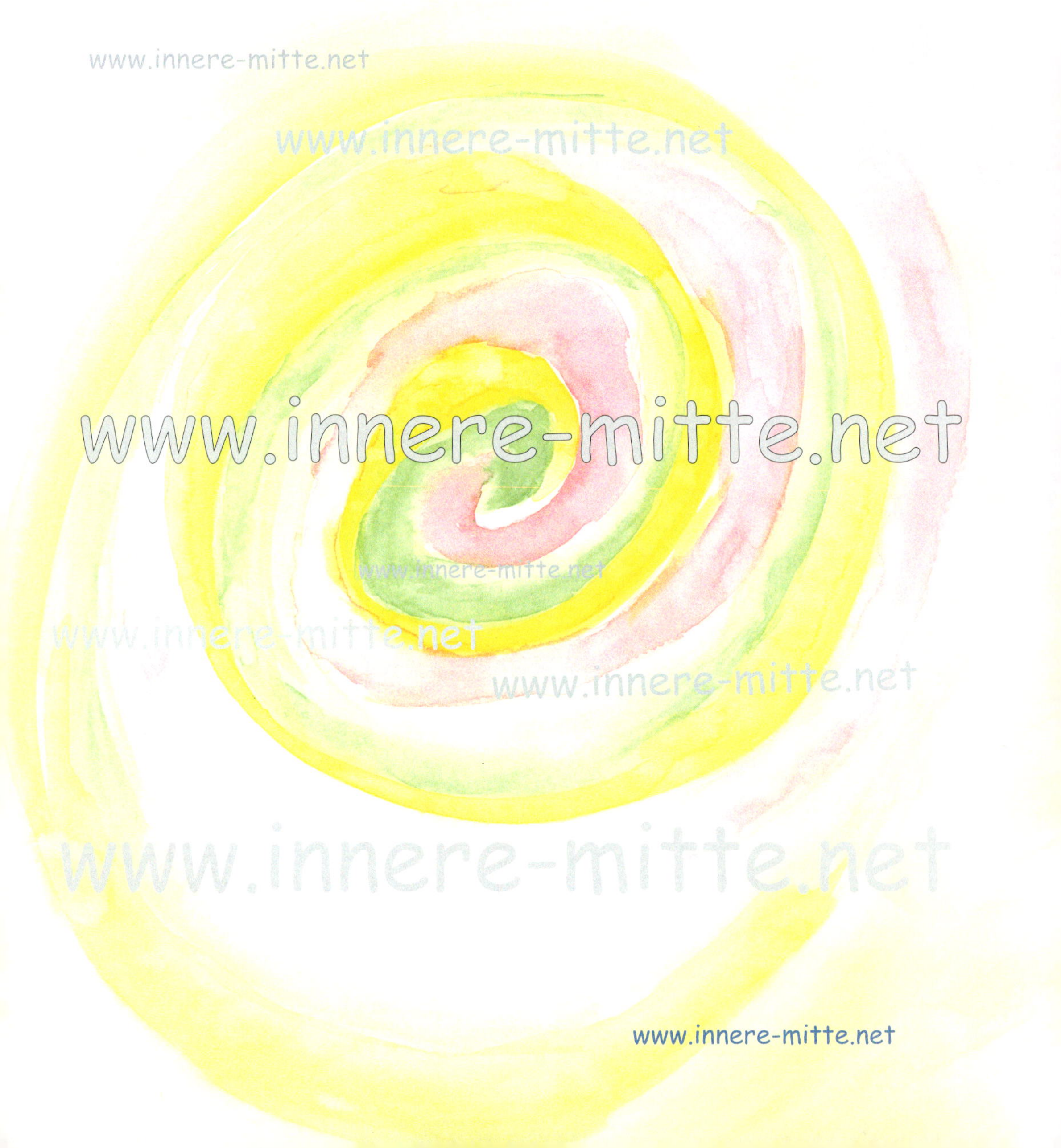
www.innere-mitte.net

AUTORINNEN

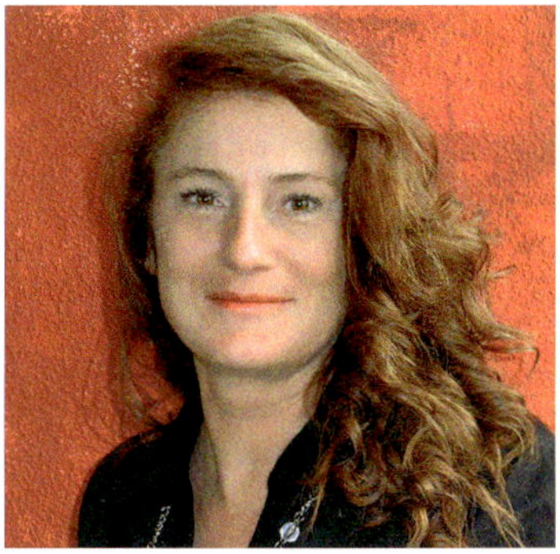

Mag. Maria Haag

Ein abgeschlossenes naturwissenschaftliches Studium und jahrelangeTätigkeit in diesem Bereich brachte nicht die erhoffte Erfüllung in ihrem Leben.
Sie entdeckte die Einfachheit, Schönheit und Kraft des "Atmens" und entwickelte daraus das "Autogene Atmen". Wodurch sie das FÜHLEN für sich NEU erfuhr.

Hier begegnen sich Maria Haag und Angelika Stoppel.

Durch Kinesiologie lernte sie die Individualität und Vielfalt des menschlichen Seins kennen. Doch erst über das AUTOGENE ATMEN mit Maria entdeckte sie die Einzigartigkeit des Neu-Fühlens, welches sie heute auch bei ihrer Arbeit umsetzt.

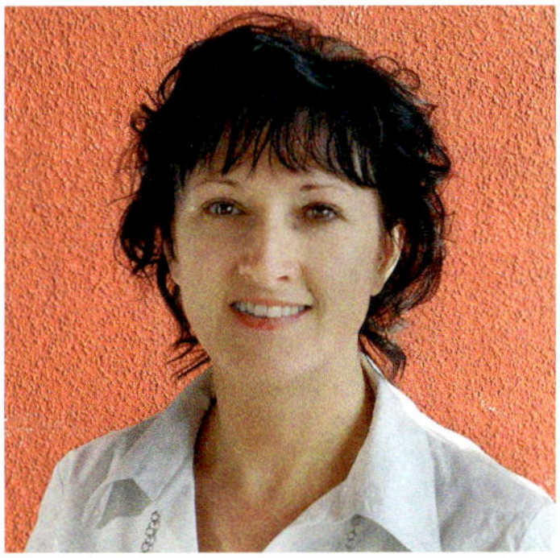

Angelika Stoppel

meine persönlichen Notizen :

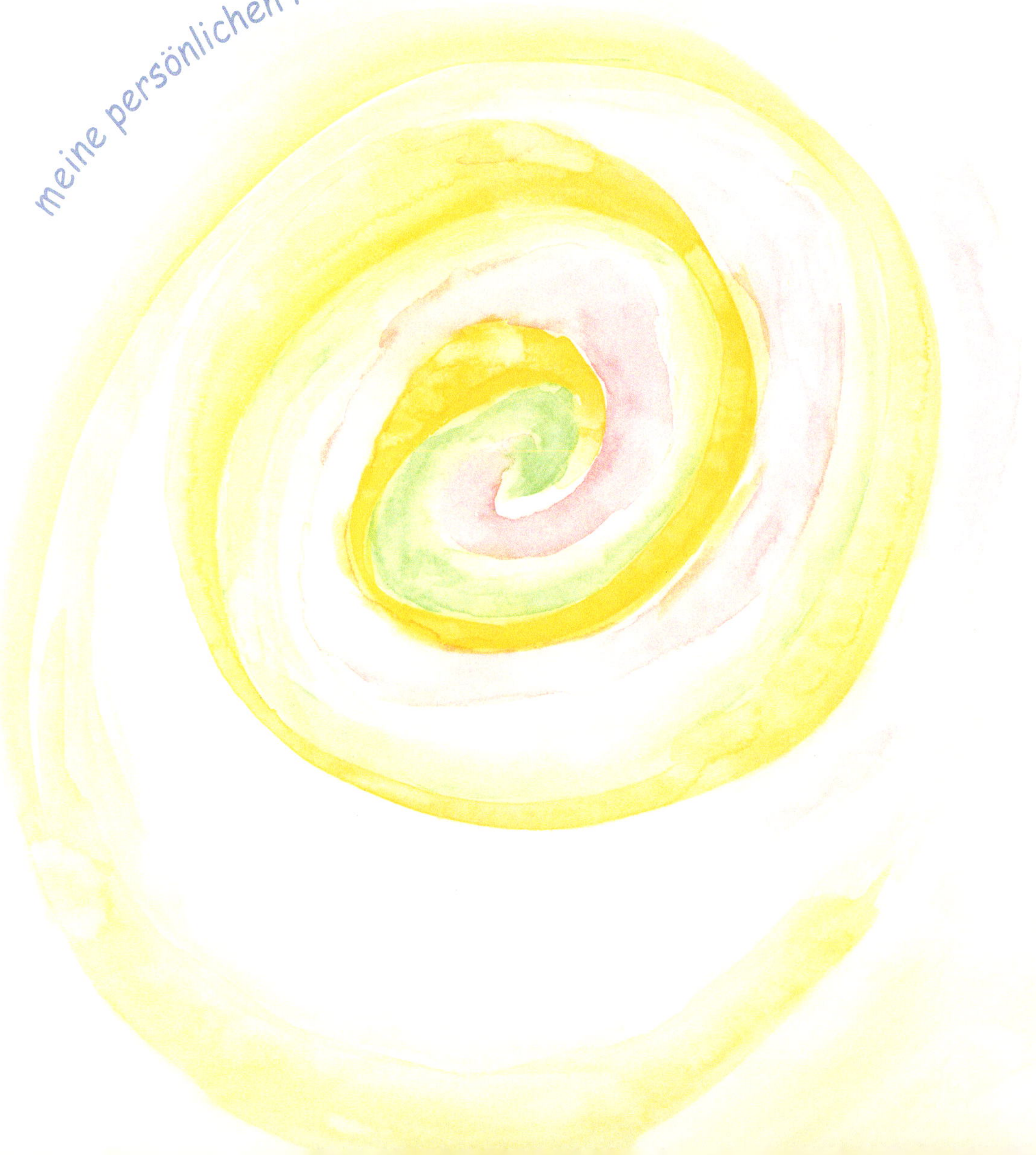

Die CD "Autogenes Atmen"

Die CD leitet mich Schritt für Schritt durch das Autogene Atmen.
Ich lese das Wohlfühlbuch, b e v o r ich die CD verwende.

Möglichkeiten der Anwendung

* die gesamte CD (Track 1 bis 4 38:23 min)
  Ich beginne meine Atemsitzung, indem ich mich noch einmal auf meine Wahl (siehe Seite 15) besinne und die sich daraus ergebende Kraft nutze.

* die Entspannungsübung (Track 2 5:23 min)
  Ich verwende sie zur Entspannung und zur Steigerung meiner Wahrnehmungsfähigkeit.

* die Ausgleichsübung (Track 4 3:07 min)
  Ich nutze sie, um körperliche und stressbedingte Verspannungen und Unruhe zu lösen

meine persönlichen Notizen:

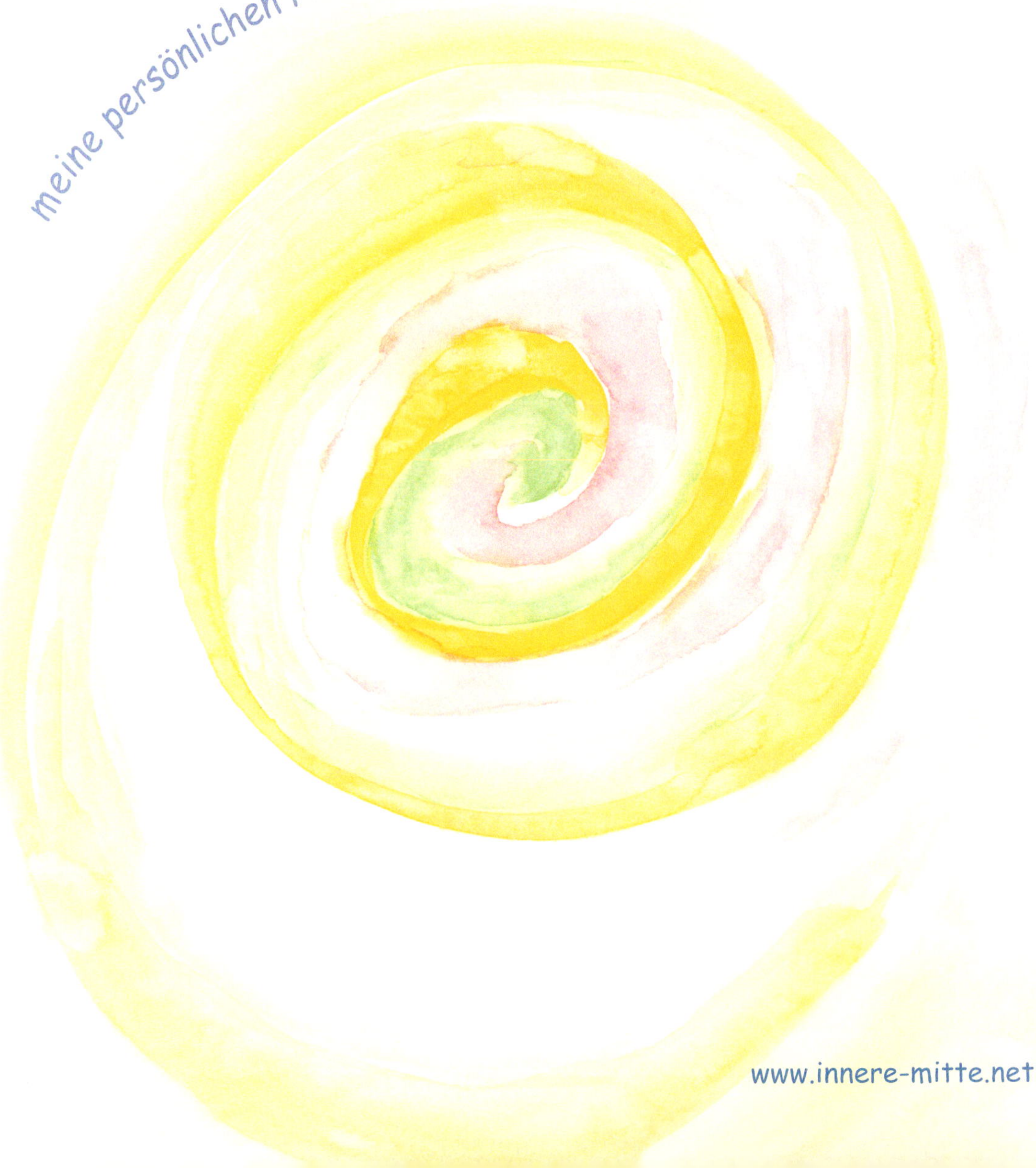

www.innere-mitte.net

Hinweis

Das Vorliegende resultiert aus eigenen Erfahrungen. Alle Leser/Innen sind jedoch ermutigt, selbst zu entscheiden, ob und in wieweit sie Übungsanleitungen und Anregungen aus diesem Buch umsetzen wollen.